みがく前に……
お口リラックス体操

ほほマッサージで顔の筋肉をほぐそう！

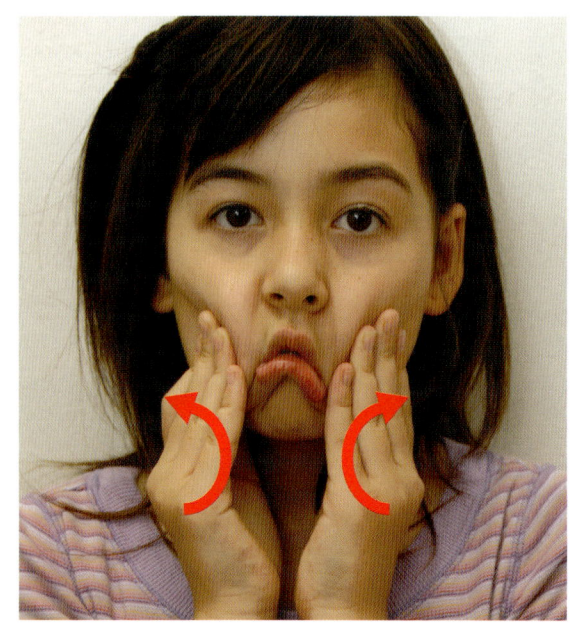

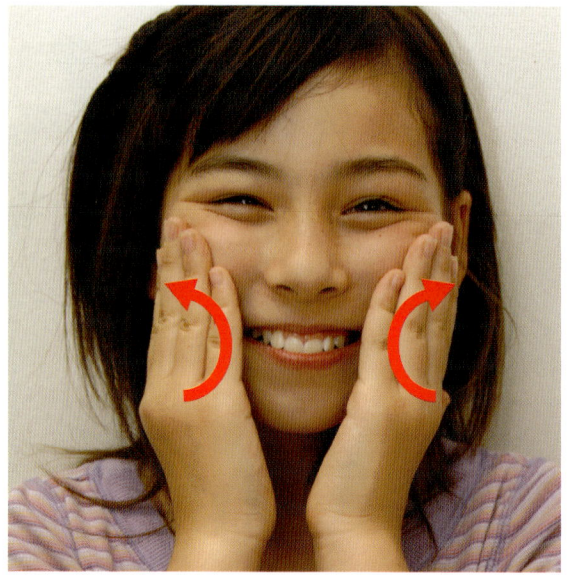

外側に向かって、円をかくようにほほを動かし、筋肉をほぐします。

ほほ全体をしっかりつまんで、ムギュ～とひっぱります。

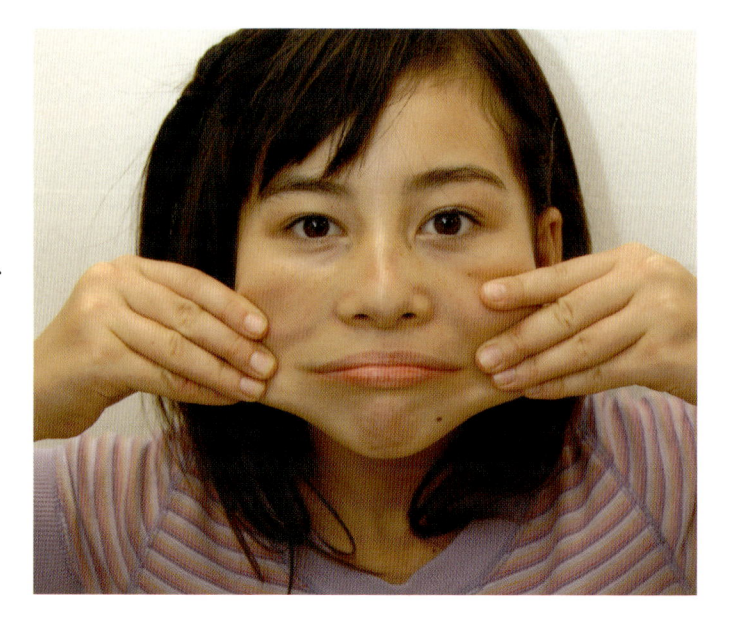

歯ごたえの少ない、やわらかい物ばかり食べているため、かむことが不足して口を大きく開けられなかったり、ほほの筋肉がかたくなったりする人が目立ちます。これは、歯ブラシを奥まで入れられないなど、歯をきれいにみがけないことにもつながります。顔の筋肉をほぐし、しっかり口を開けられるようにしてからブラッシングを始めましょう。

空気ぶくぶくで ほほのストレッチ

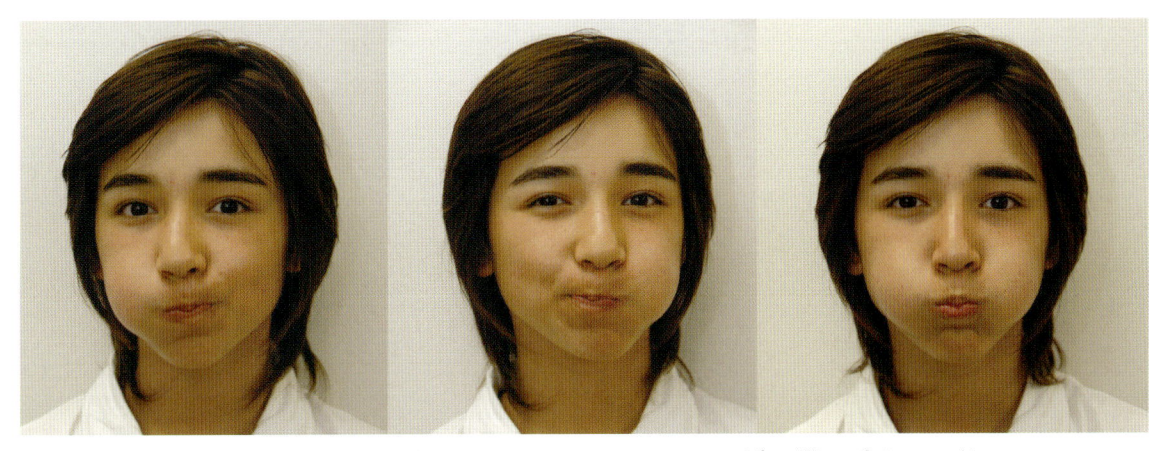

口の中の空気が左右を行ったり来たりするように、ほほを右、左と交互に3回ずつふくらませます。次は、空気が上下に移動するよう、口を上、下と交互に3回ずつふくらませます。

歯ブラシで 口のじゅうなん体操

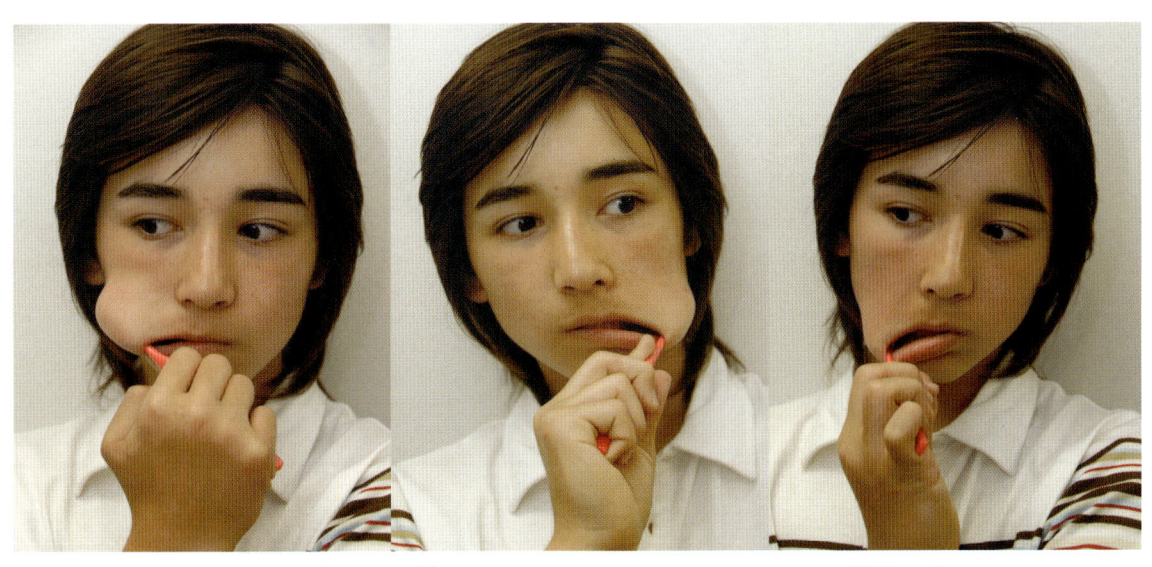

鏡を見ながら、歯ブラシの毛のない方でほほをひっぱります。いろいろな方向に引っぱってみよう。

ずっとずっとじぶんの歯は

新しい歯のみがき方／児童・生徒向

もくじ

お口リラックス体操 …………………………………………………………… 2. 3

むし歯・歯肉炎の原因
食生活にひそんでいる⁉ むし歯・歯肉炎の落とし穴 ……… 5
4つの危険ゾーンから発生する むし歯・歯肉炎 ………… 6. 7
コンビニ 部活 ファストフード 夜ふかし むし歯・歯肉炎の特ちょう ……… 8. 9
どこに むし歯があるかわかる？ ………………………… 10. 11. 12

むし歯のはじまり
白だくむし歯をミクロの目でウォッチング！ …… 13. 14. 15. 16

実験 砂糖と歯こう
ネットリ歯こうと サラッと歯こうのちがい ……… 17. 18. 19. 20. 21
ミュータンス菌が歯こうをつくる様子 ………………… 22. 23
歯肉炎を起こす『バイオフィルム』ができるメカニズム … 24. 25
砂糖入り飲料はむし歯発生危険度 No.1⁉ ……………… 26

完璧ブラッシング
歯こうがつきやすいところは工夫してみがこう ………… 27
歯と歯の間、奥歯の外側のみがき方 ……………………… 28. 29
デコボコ不ぞろいな歯のみがき方 ………………………… 30. 31
歯こうは舌にもくっつく！ ………………………………… 32
ブラッシングお助けグッズの使い方 ……………………… 33
ホルダー付きフロスをマスター …………………………… 34
フロスの準備と指の使い方 ………………………… 35. 36. 37

『おやつの砂糖 20g 以下でむし歯予防』は世界中の目標 ……… 38. 39

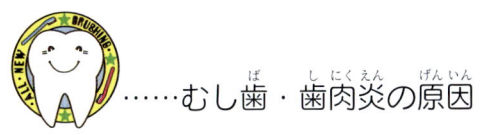

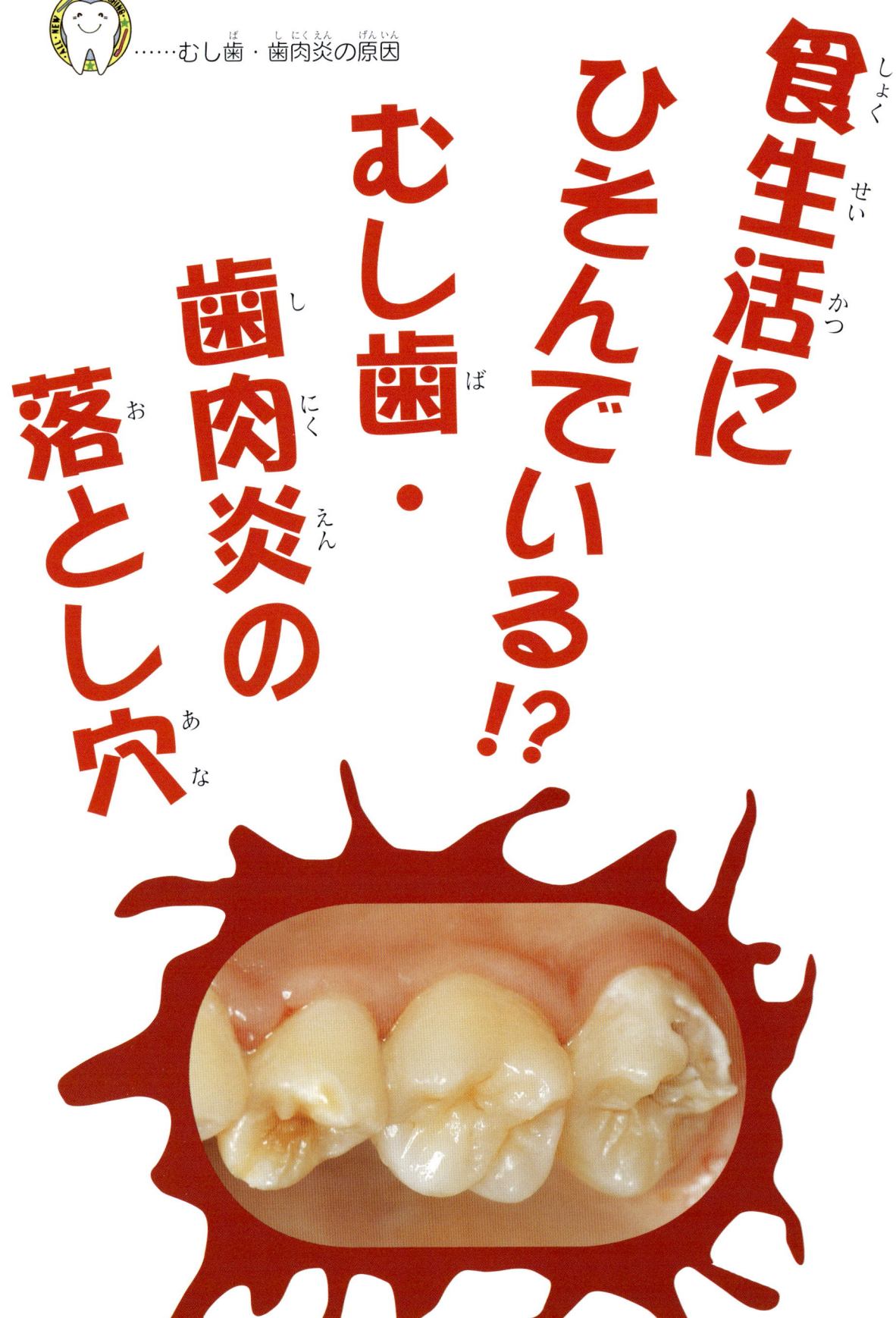

……むし歯・歯肉炎の原因

食生活にひそんでいる⁉ むし歯・歯肉炎の落とし穴

永久歯がそろうころがあぶない！
４つの危険ゾーンから

キケンゾーン1
コンビニむし歯・歯肉炎

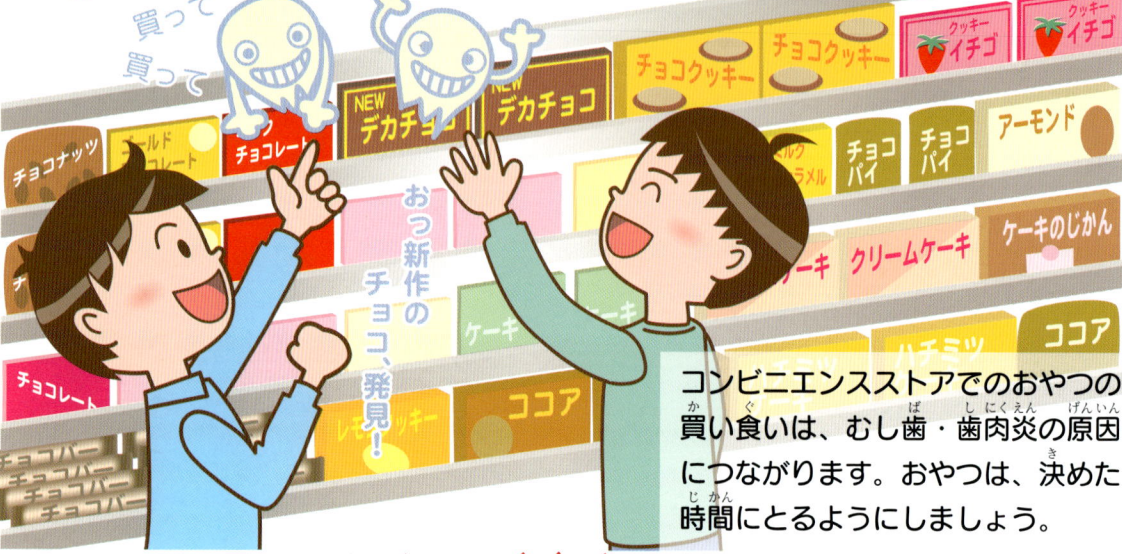

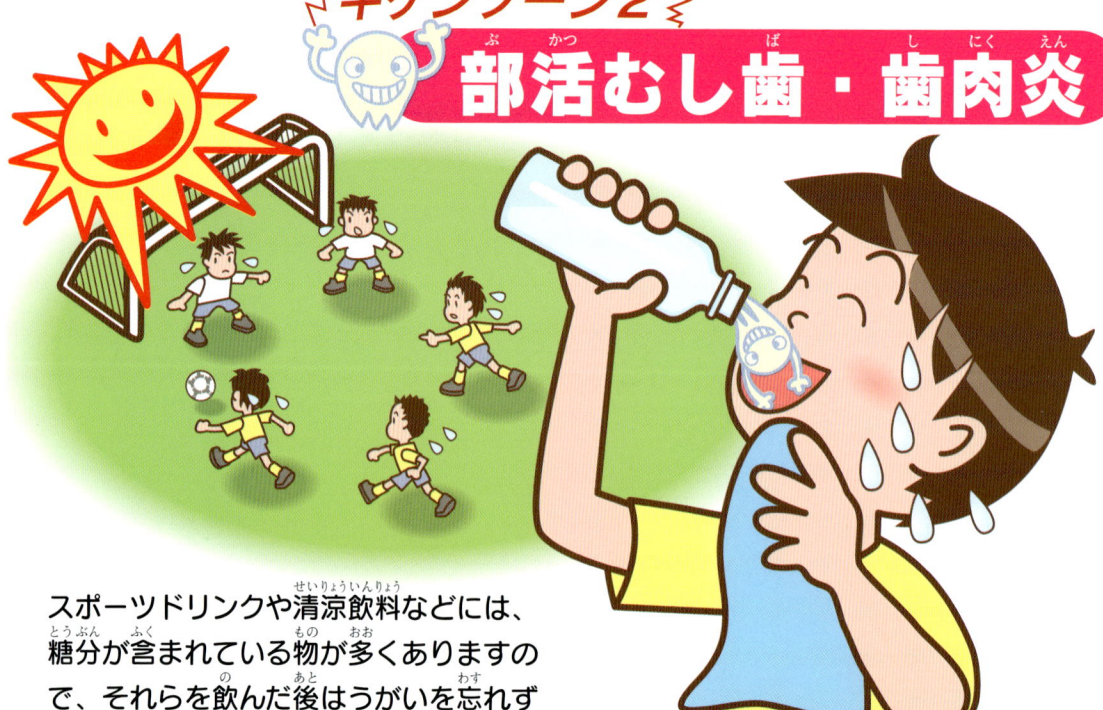

コンビニエンスストアでのおやつの買い食いは、むし歯・歯肉炎の原因につながります。おやつは、決めた時間にとるようにしましょう。

キケンゾーン2
部活むし歯・歯肉炎

スポーツドリンクや清涼飲料などには、糖分が含まれている物が多くありますので、それらを飲んだ後はうがいを忘れずに。水分補給は水やお茶でじゅう分です。

発生する むし歯・歯肉炎

キケンゾーン3　ファストフードむし歯・歯肉炎

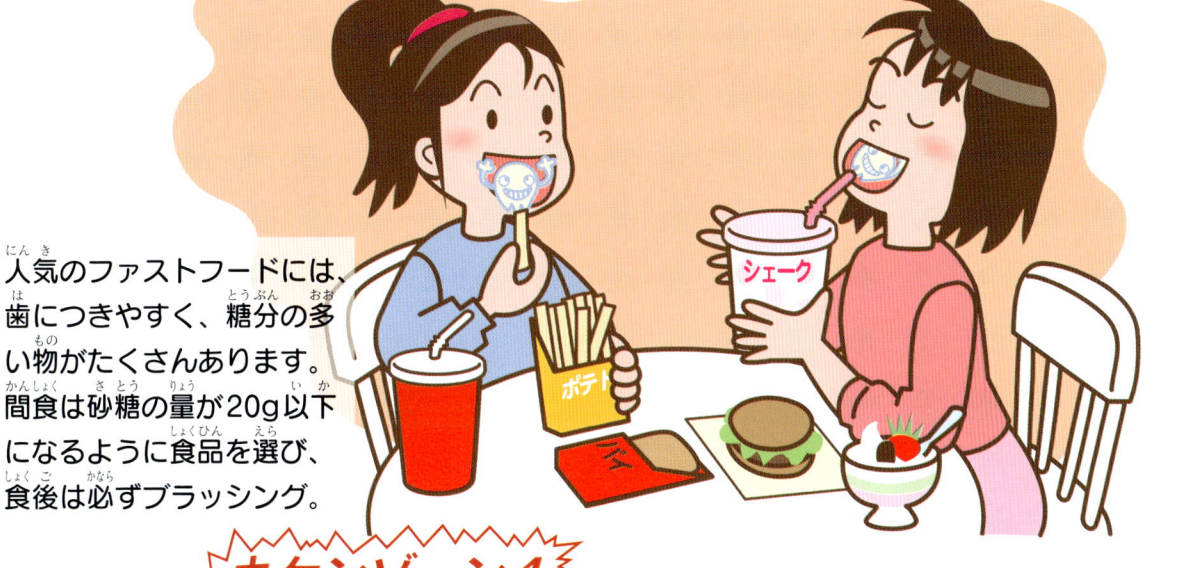

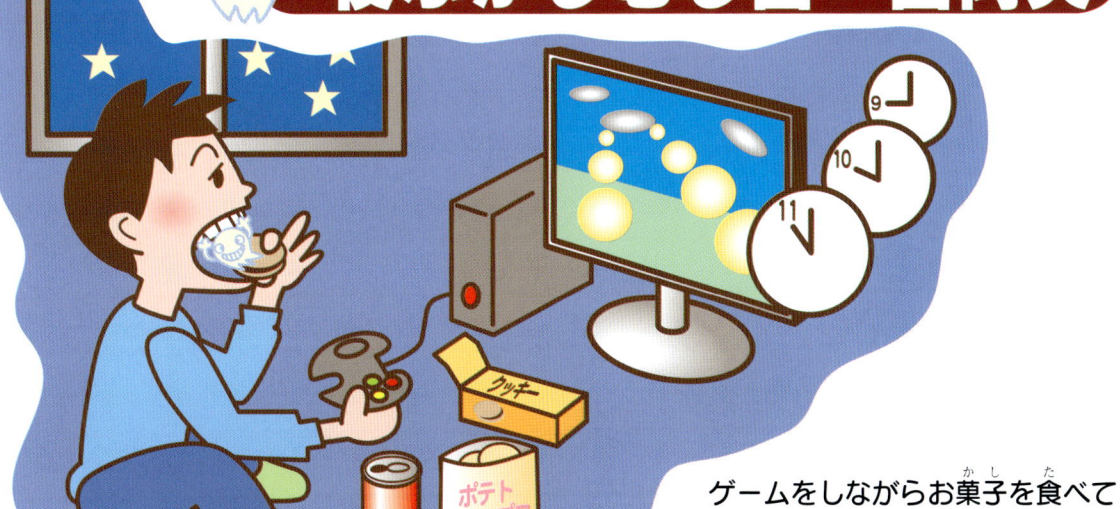

人気のファストフードには、歯につきやすく、糖分の多い物がたくさんあります。間食は砂糖の量が20g以下になるように食品を選び、食後は必ずブラッシング。

キケンゾーン4　夜ふかしむし歯・歯肉炎

ゲームをしながらお菓子を食べていると、だらだら食いが習慣に。これは、歯をみがいていても、むし歯や歯肉炎になる原因です。

コンビニ 部活 ファストフード 夜ふかし

むし歯・

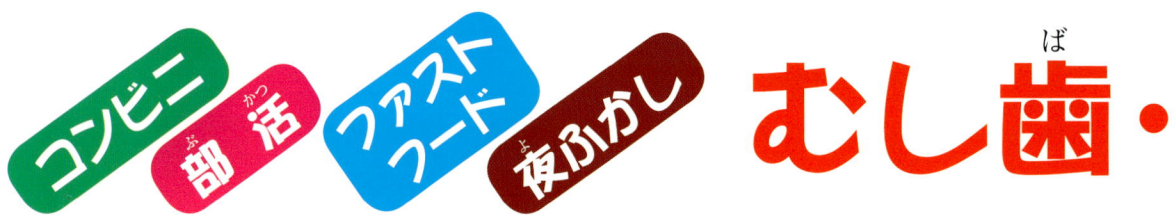

治した歯にまたむし歯

治しても、治しても、むし歯ができます。

歯の根もとにむし歯

見えにくいところに、むし歯ができます。

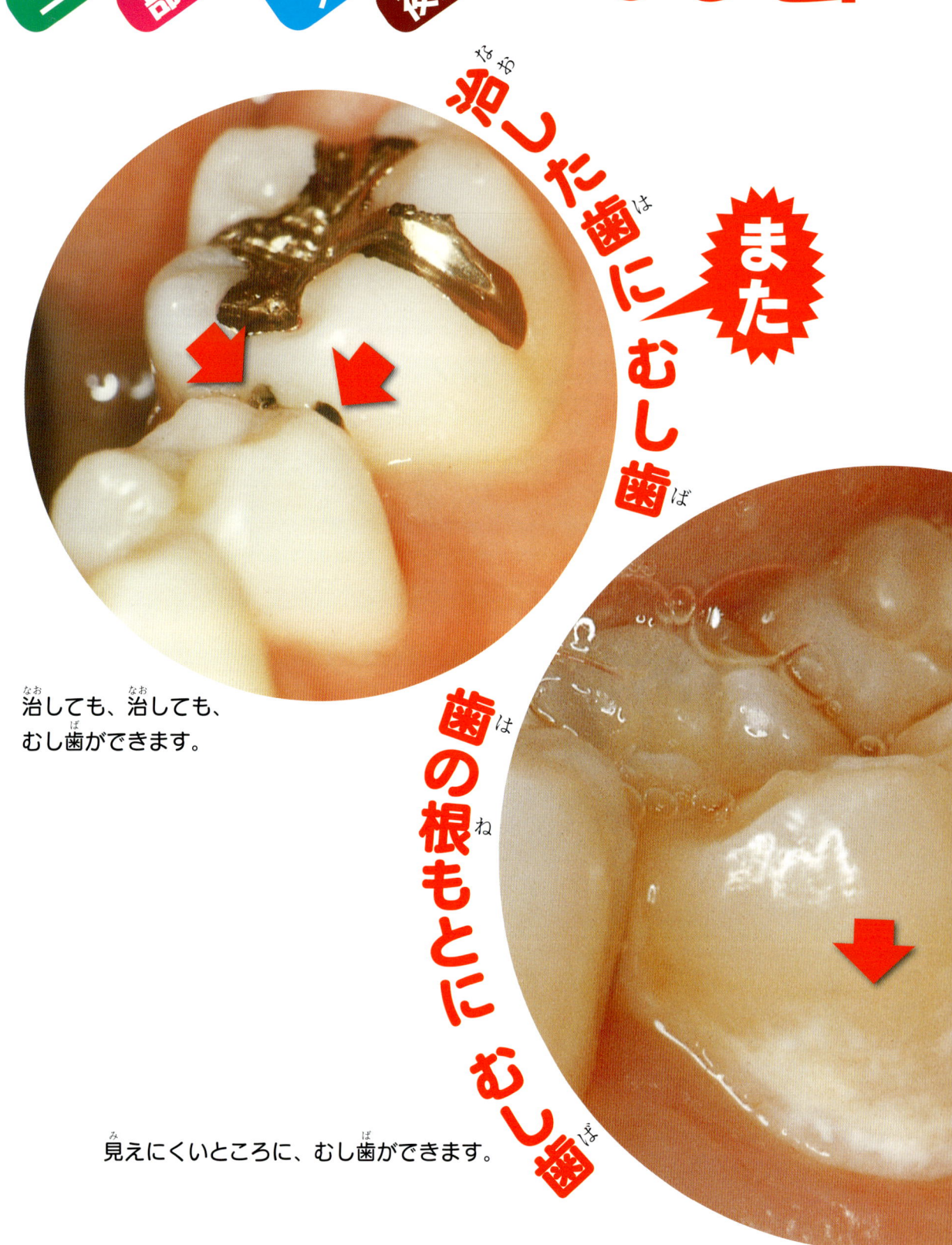

歯肉炎の特ちょう

歯肉がプヨプヨ

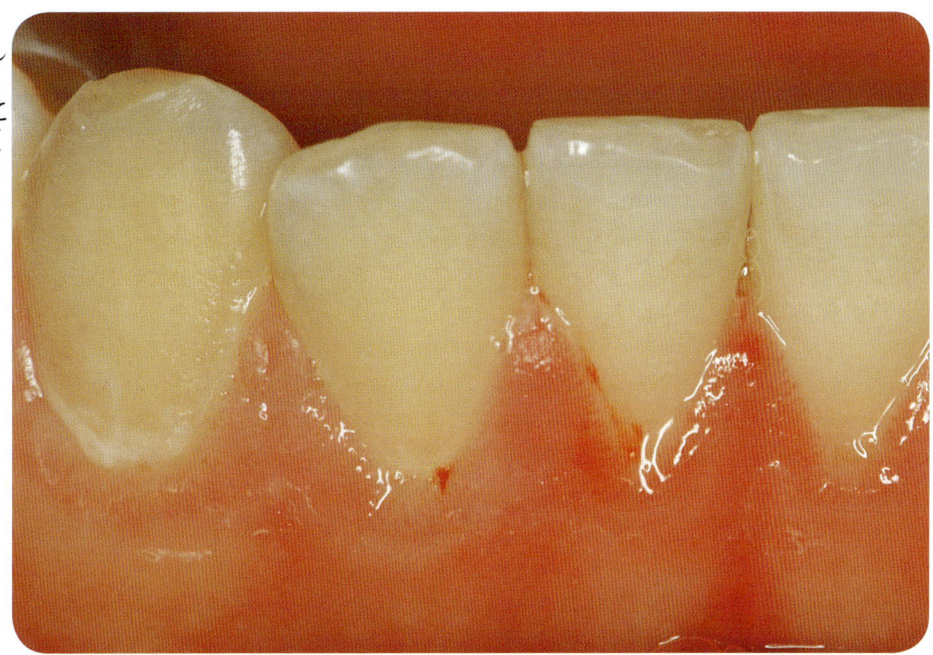

歯肉全体がはれたり、赤くなるなど炎症を起こしやすくなります。

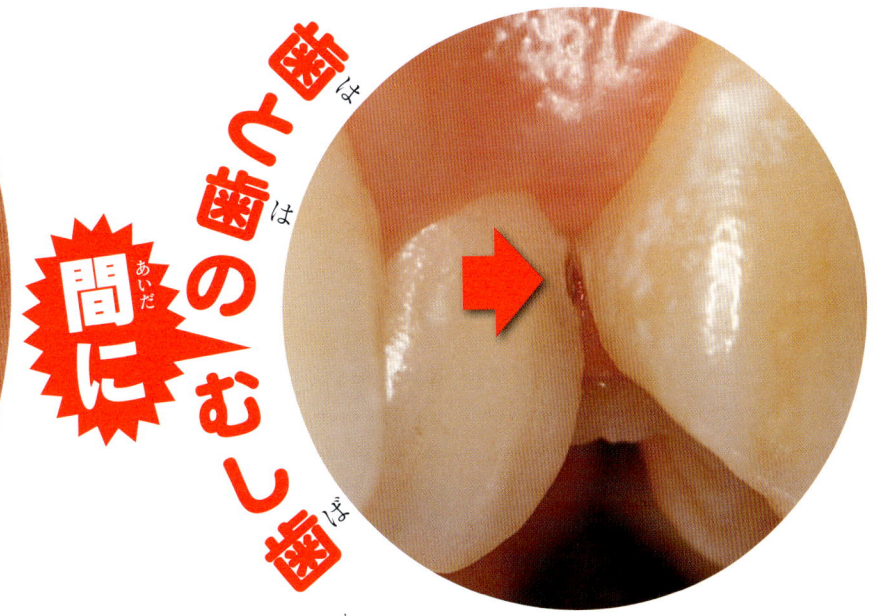

歯と歯の間にむし歯

歯こうがたまりやすいところです。

さらに、こんなむし歯も……

Q. どこに むし歯があるかわかる？

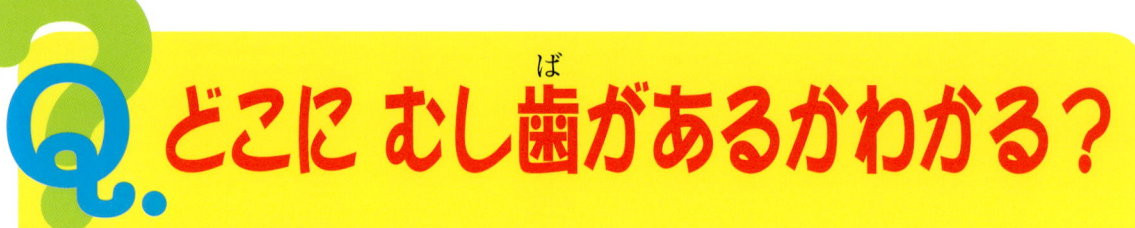

下の写真は、同じ人の歯を左右から見たところです。実はこの人には、むし歯がいっぱい！ さて、どこがむし歯になっているのでしょう？

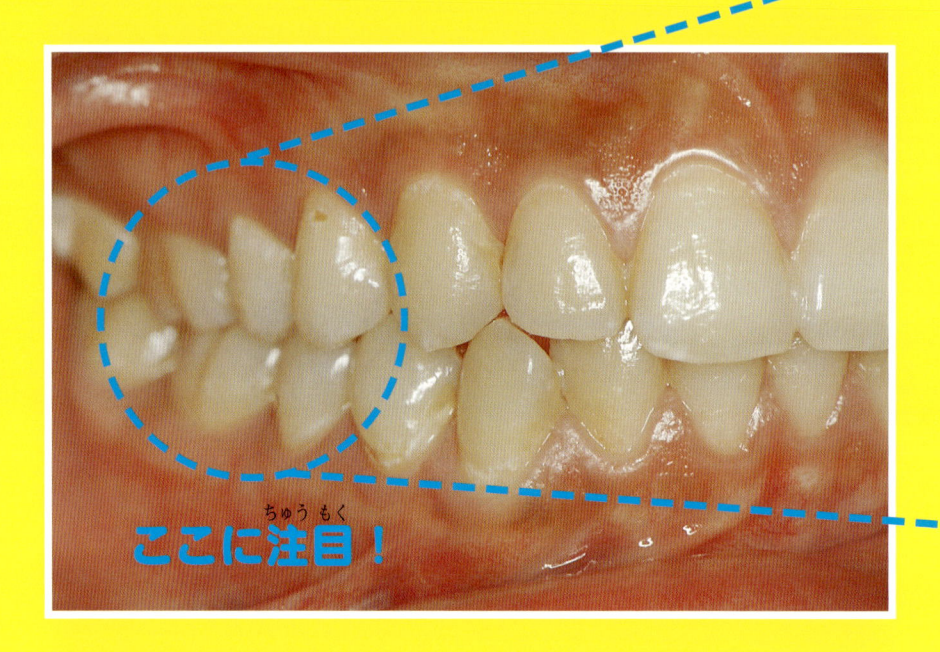

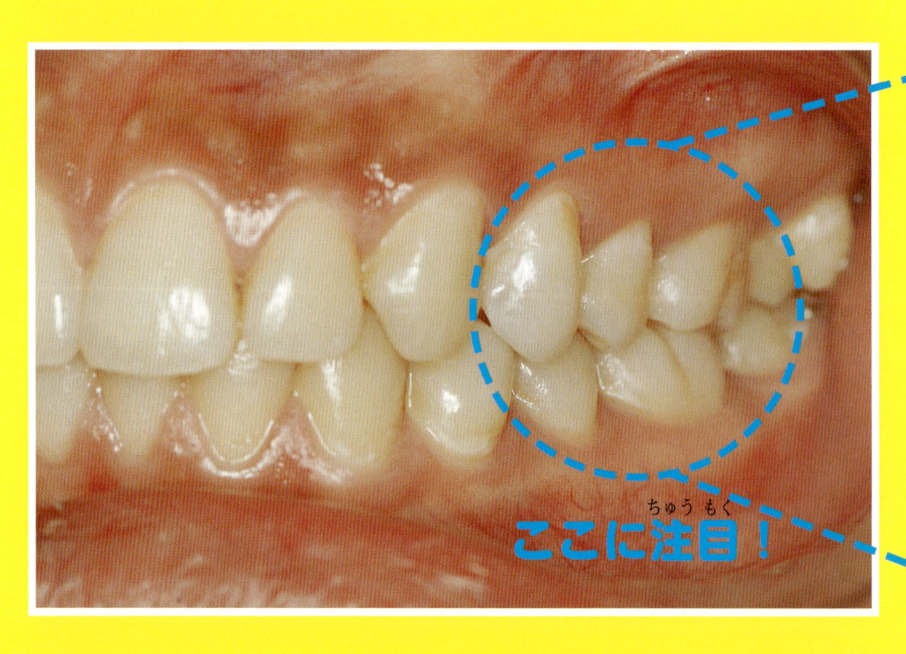

ここに注目！

ここに注目！

ヒント

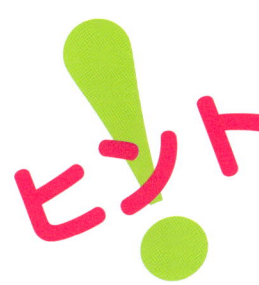

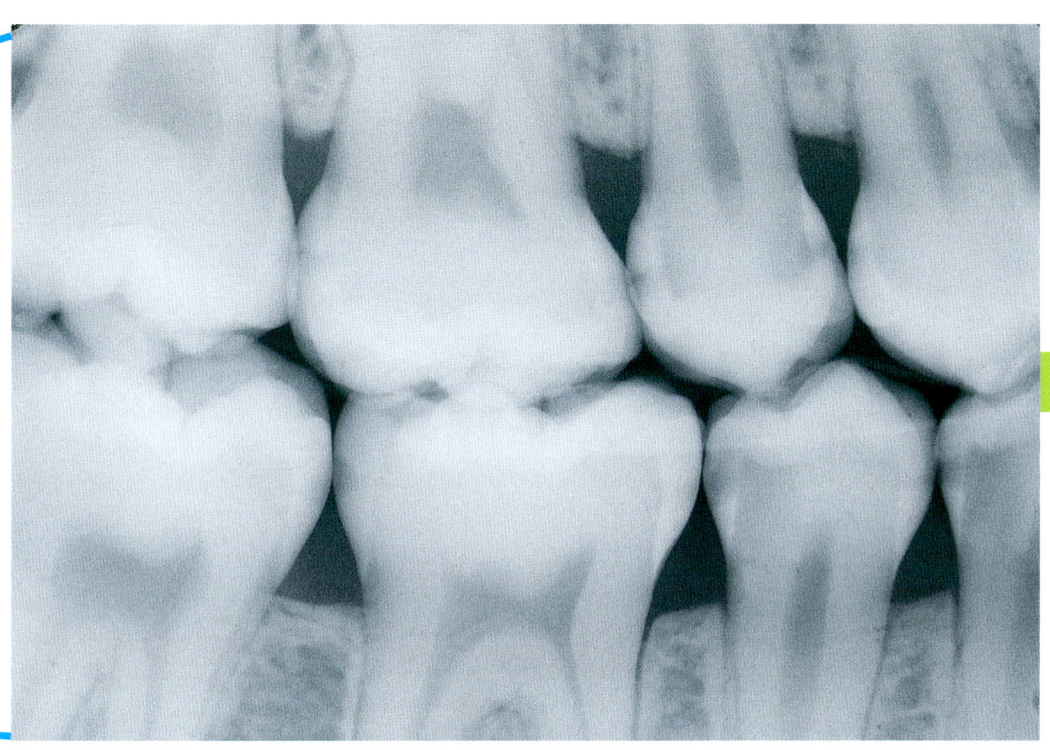

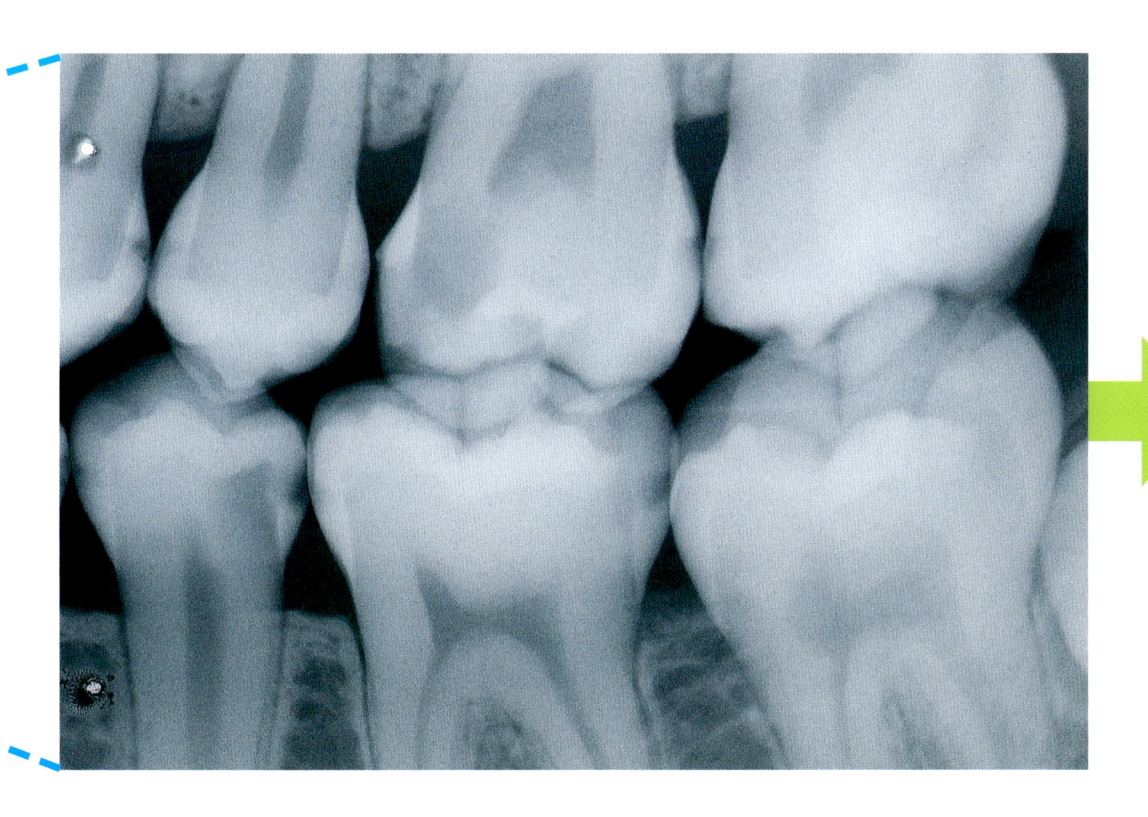

左の◯で囲んだ歯のレントゲン写真です。よ〜く見て、歯と歯の間の黒くなっているところをさがしてみましょう。いくつ見つけられますか？

A.

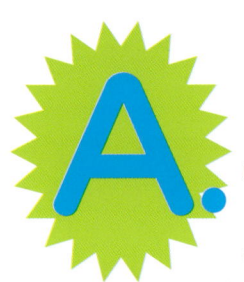

レントゲン写真で黒くうつったところをけずって見ると、歯の中にむし歯が広がっていました。**表面からはわからない!!**

これも コンビニ 部活 ファストフード 夜ふかし むし歯の特ちょうです。

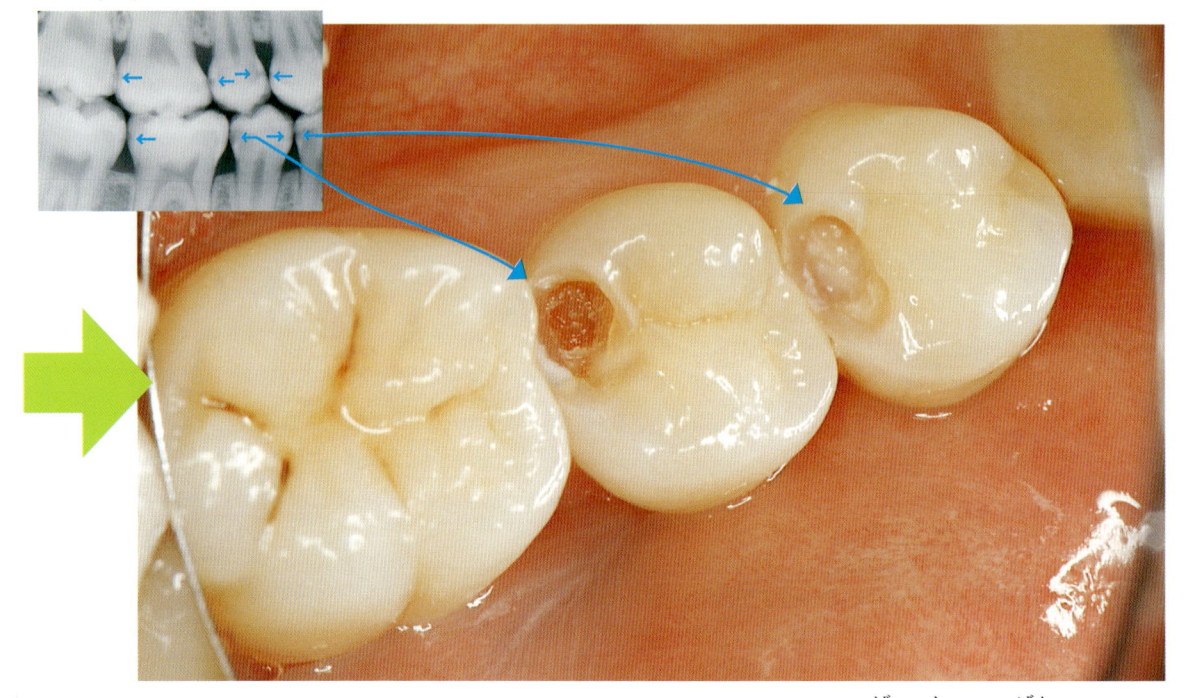

ボコッ ボコッとむし歯出現！

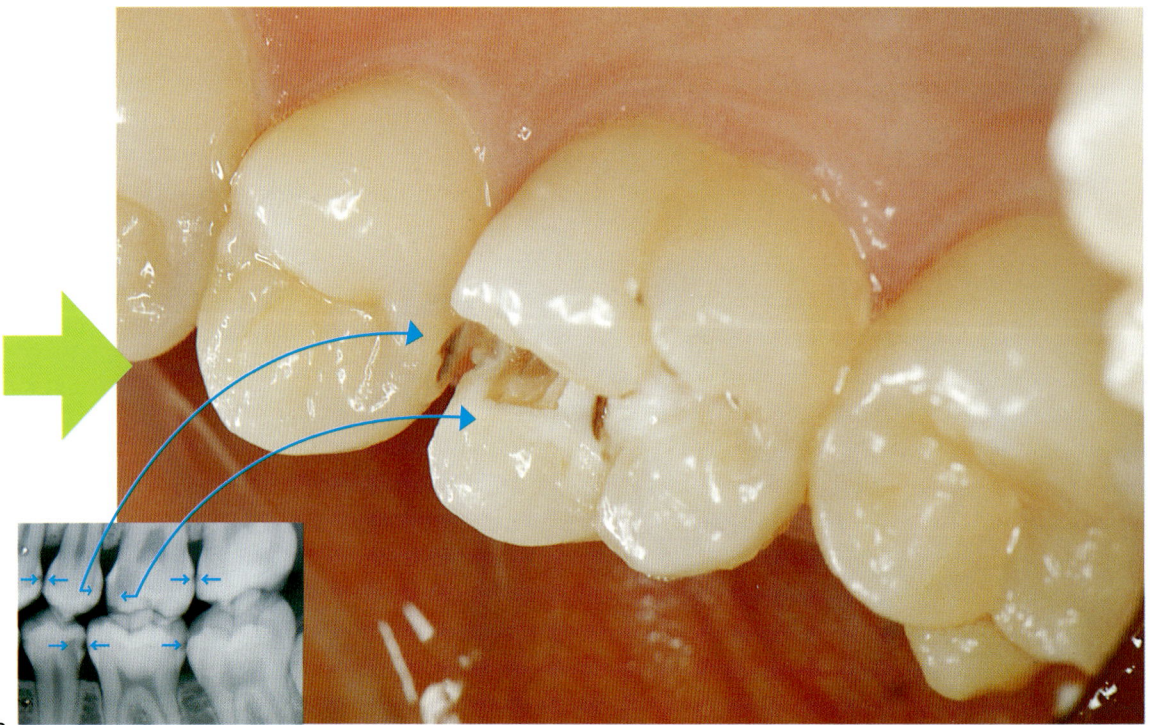

答え・→がむし歯になっているところ

……むし歯(ば)のはじまり

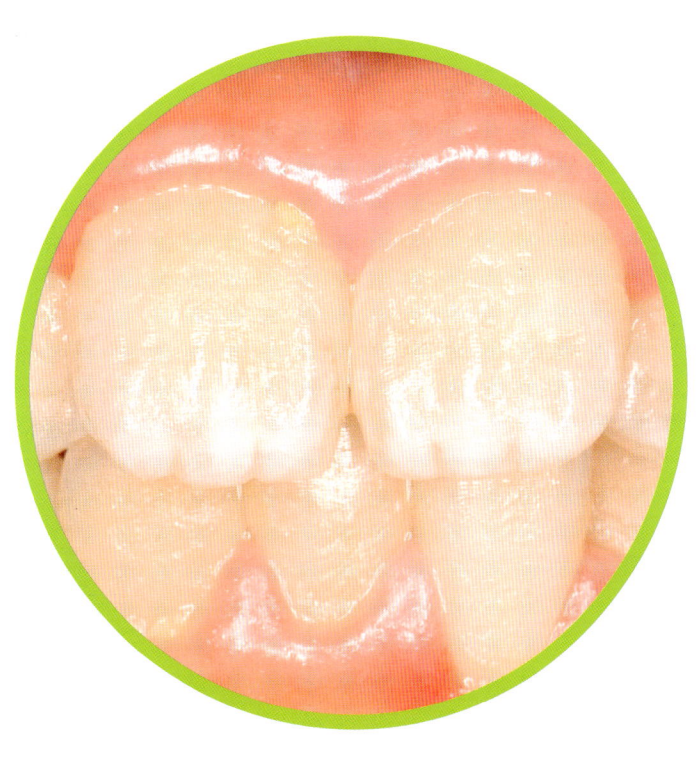

白(はく)だくむし歯(ば)を
ミクロの目(め)で
ウォッチング！

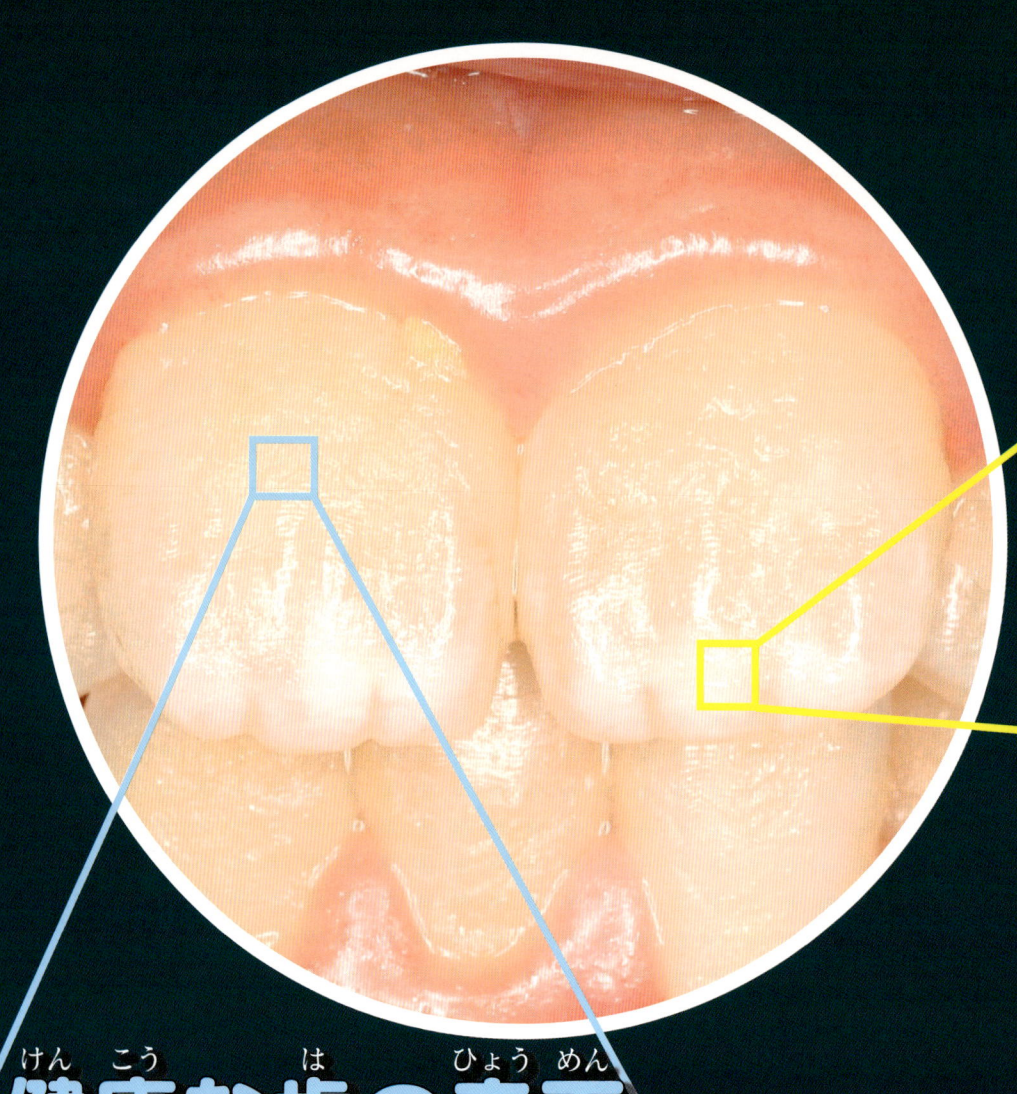

健康な歯の表面

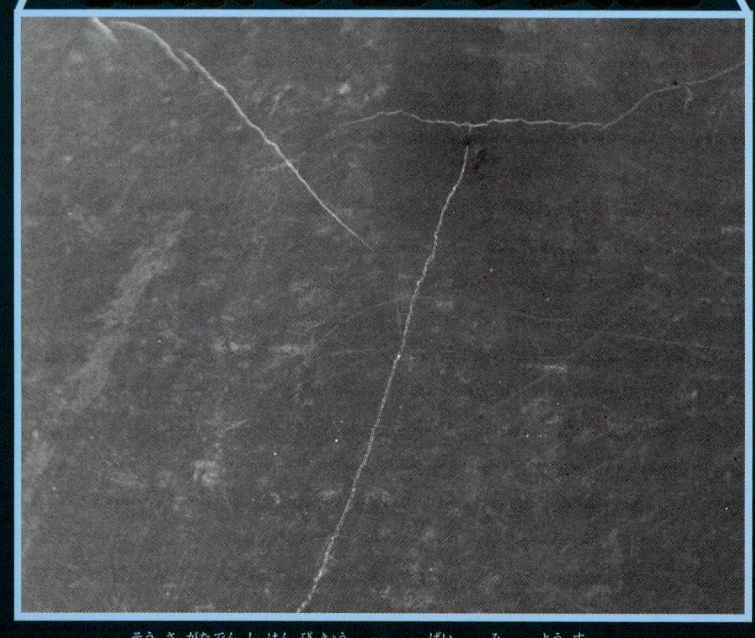

走査型電子顕微鏡で250倍で見た様子。

歯の表面を舌でさわると
ツルツルしているように
顕微鏡で見ても平らです。

白だくした歯の表面

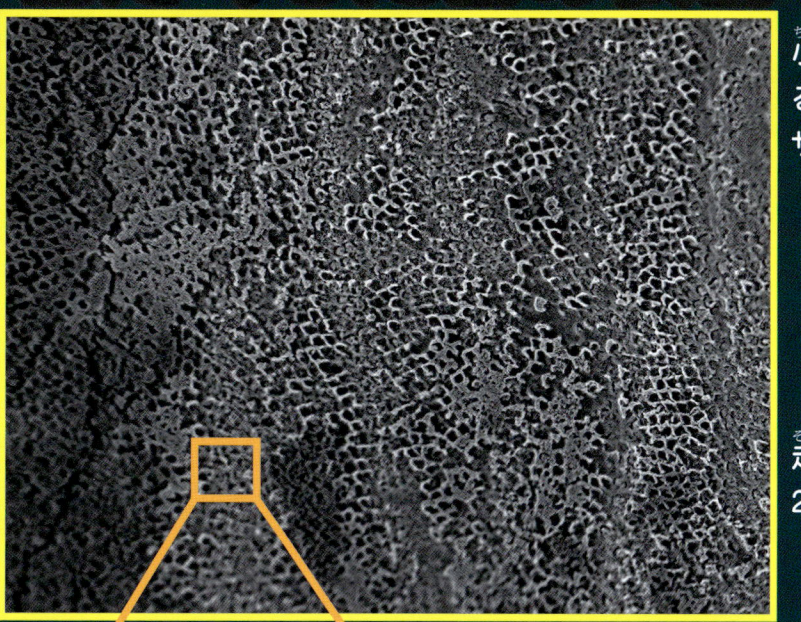

小さい穴が無数にある軽石のようにザラザラとしています。

走査型電子顕微鏡で250倍で見た様子。

2500倍で見ると…

あっ！ 穴が…

これが
むし歯の
はじまりです

溶かされて大きくなった歯の表面の穴

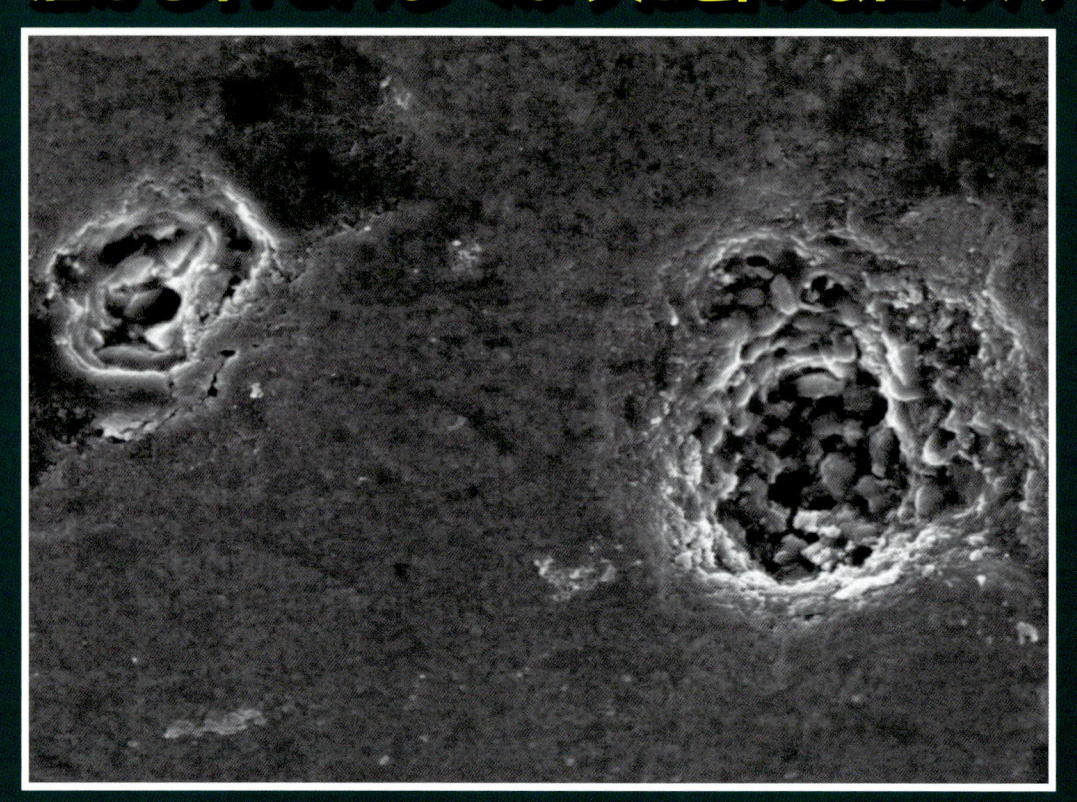

歯に穴を開けた犯人、ミュータンス菌

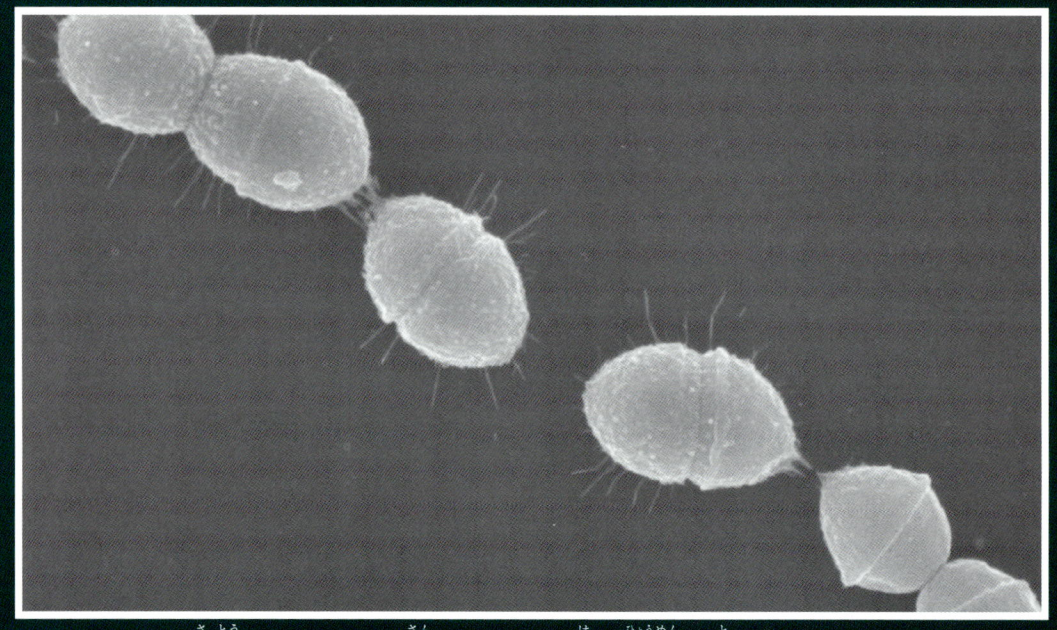

砂糖をえさにして酸をつくり、歯の表面を溶かします。

……実験・砂糖と歯こう

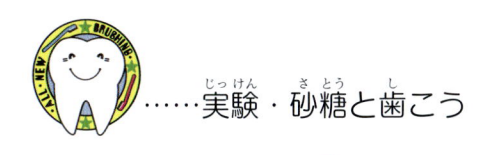

ネットリ歯こうとサラッと歯こうのちがい

甘い物間食派

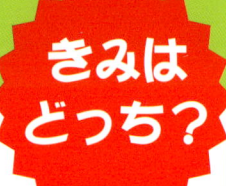

きみはどっち？

食事きっちり派

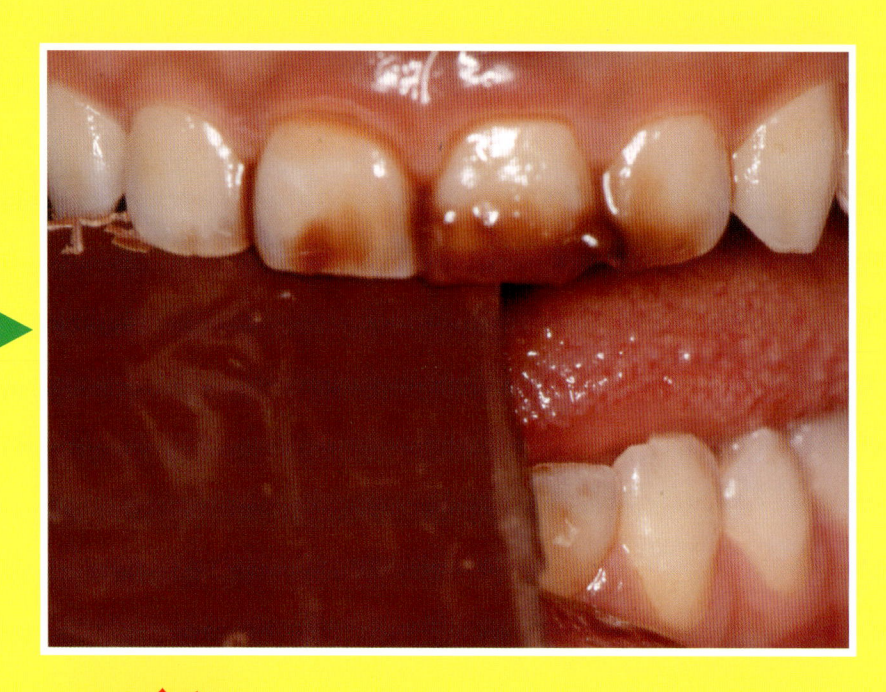

実験

ブラッシングをしなければ歯は汚れますが、甘い物ばかり食べている人と、そうでない人では、汚れ方が違います。そこで、好きな時間に1日3回甘い菓子類を食べる人と、間食をしない人では汚れのつき方にどのような違いがあるか、比べてみました。

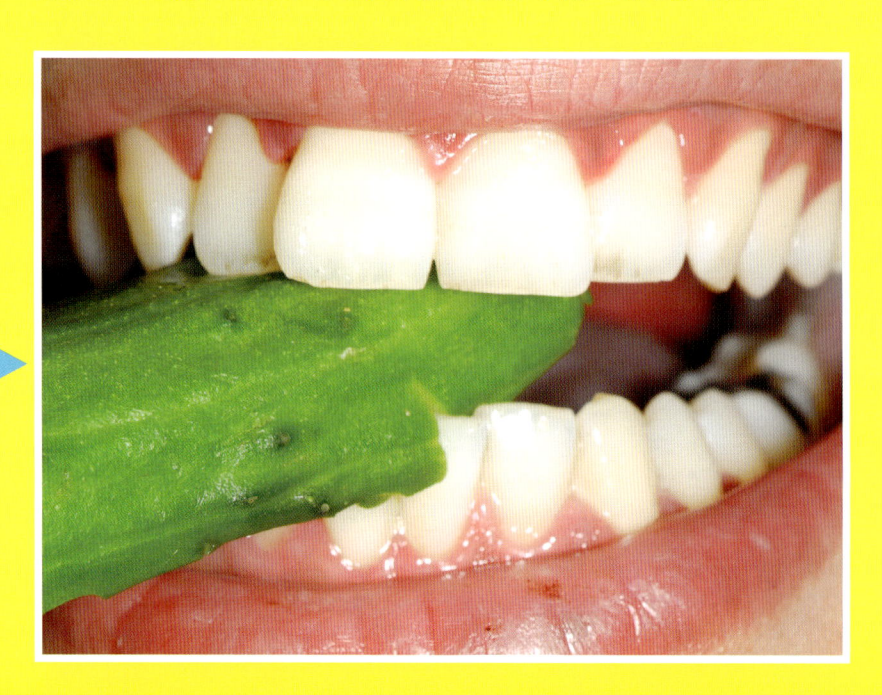

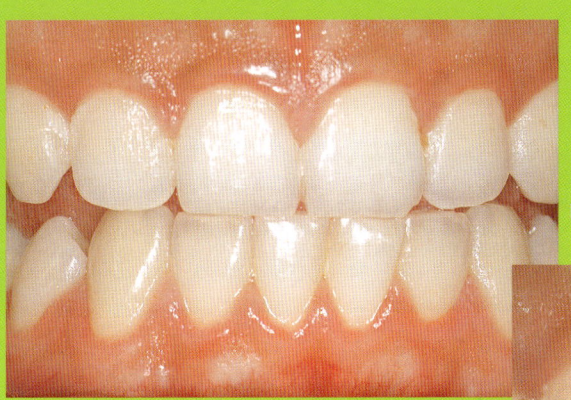

ブラッシングストップ1日目

実験者の感想
- 舌でさわるとヌメヌメして、少し不快な感じ。見た目はいつもと、変わらない。
- 少し歯こうのついていることに気づく。舌でさわるとザラザラしている。

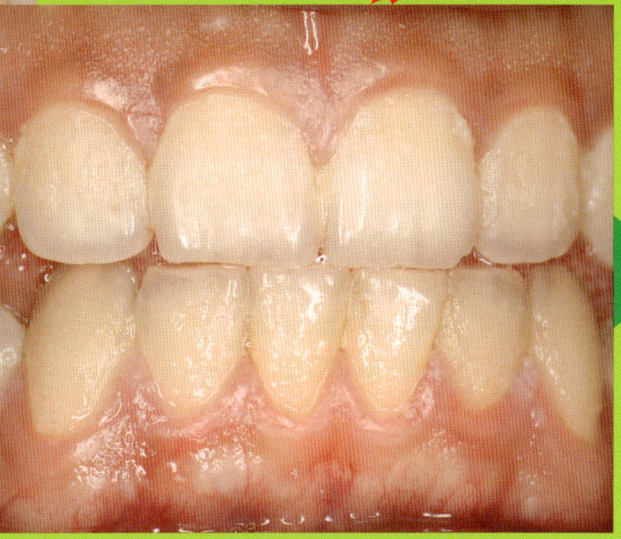

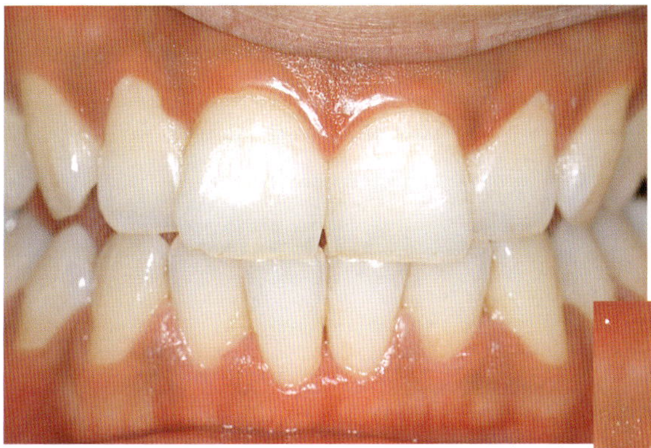

ブラッシングストップ2日目

ブラッシングストップ1日目

実験者の感想
- 舌でさわっても、鏡で見てもいつもと変わらない。
- 舌でさわると少しヌメヌメして気になる。見た目は、あまり変わらない。

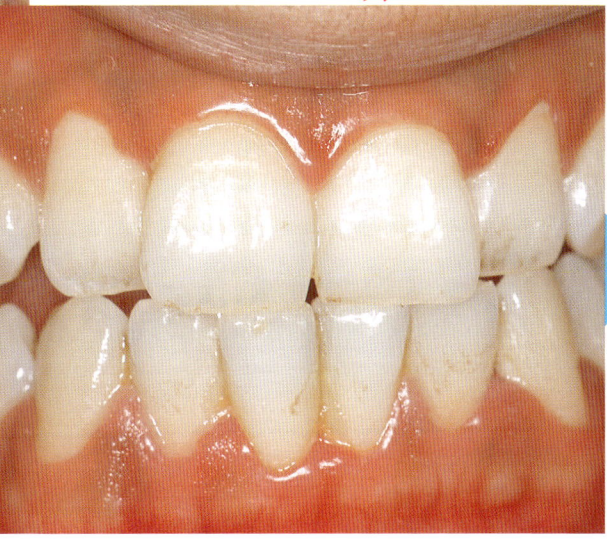

ブラッシングストップ2日目

ブラッシング ストップ
3日目 赤染めでチェック
〈古い歯こうは青く、新しい歯こうは赤く染め分ける薬で調べました〉

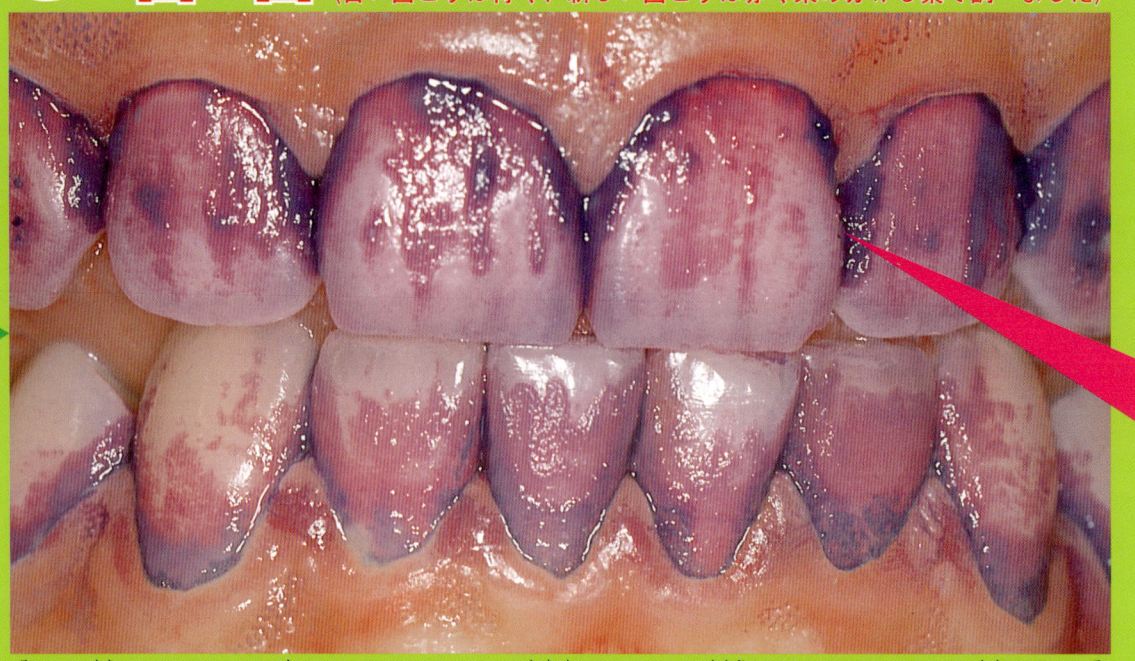

染まり方から、どんな歯こうがどのように付着しているか観察してみましょう。特に濃く染まったところはブラッシングで落とすのは大変になり、専門医の診察が必要です。

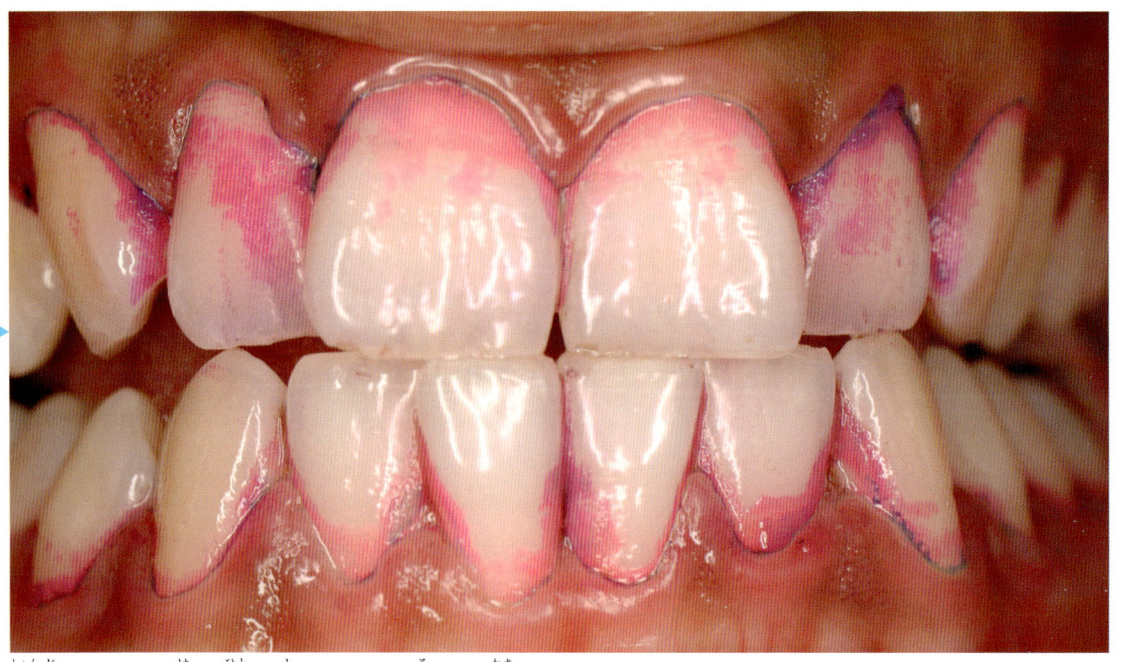

食事きっちり派の人の歯こうは、染まり方がうすくサラッとしています。これならブラッシングをきちんとすれば歯こうは楽に落とせます。

ネットリ歯こうがベッタリ！

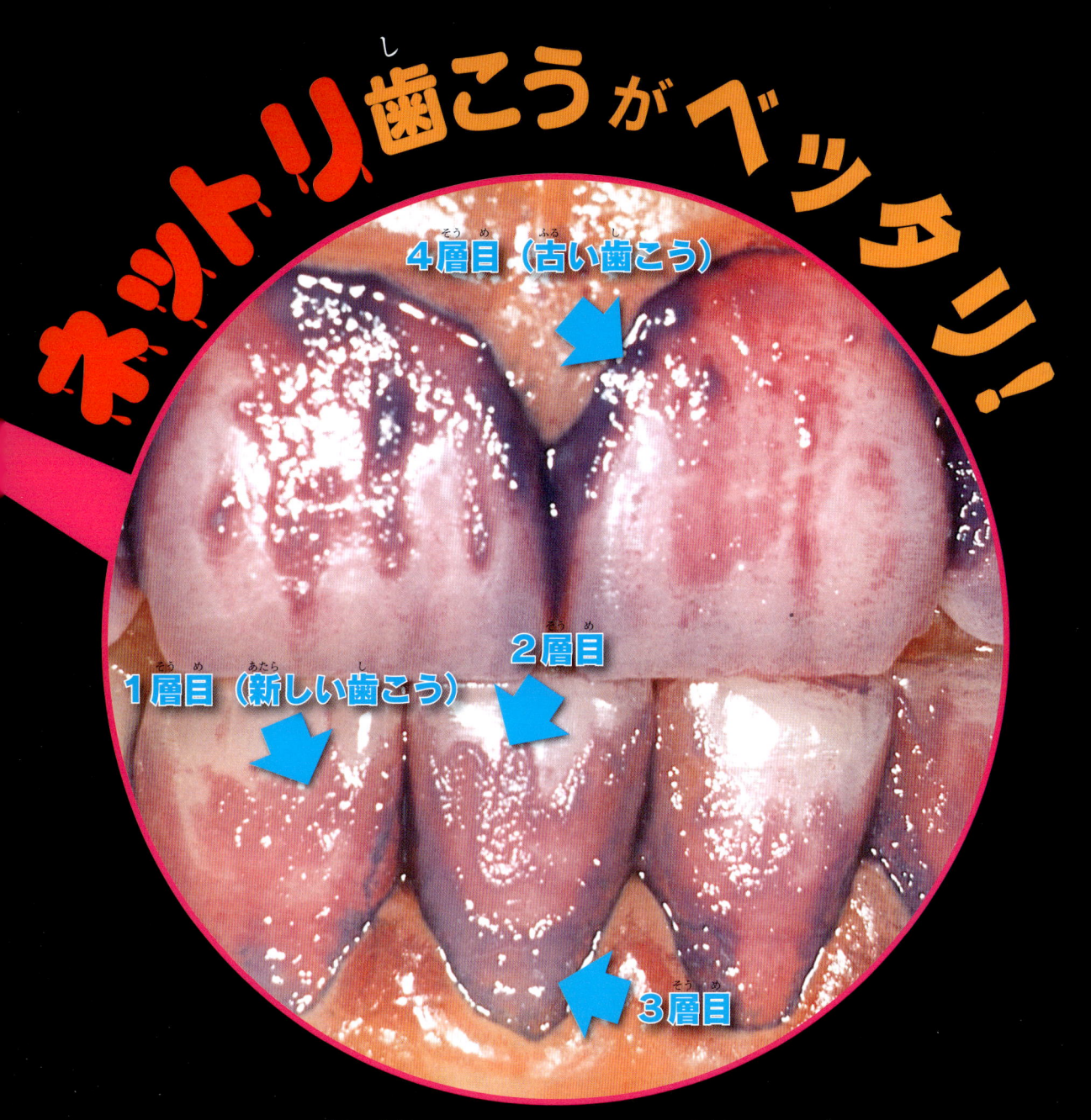

4層目（古い歯こう）

2層目

1層目（新しい歯こう）

3層目

ミュータンス菌は砂糖をもとに、グルカンという物質をつくり歯こうを形成します。このグルカンはネバネバして水にとけず、唾液で流すこともできません。砂糖をたくさんとっていると、ネバネバは強力になり、ますます歯に残りやすくなって、層のように厚くなっていきます。こうして、サラッとしていた歯こうは、ベッタリした状態に変わり、酸をためこみ歯を溶かします。そしてさらに、歯肉炎の原因にもなるのです。

さらに拡大してみると…▶

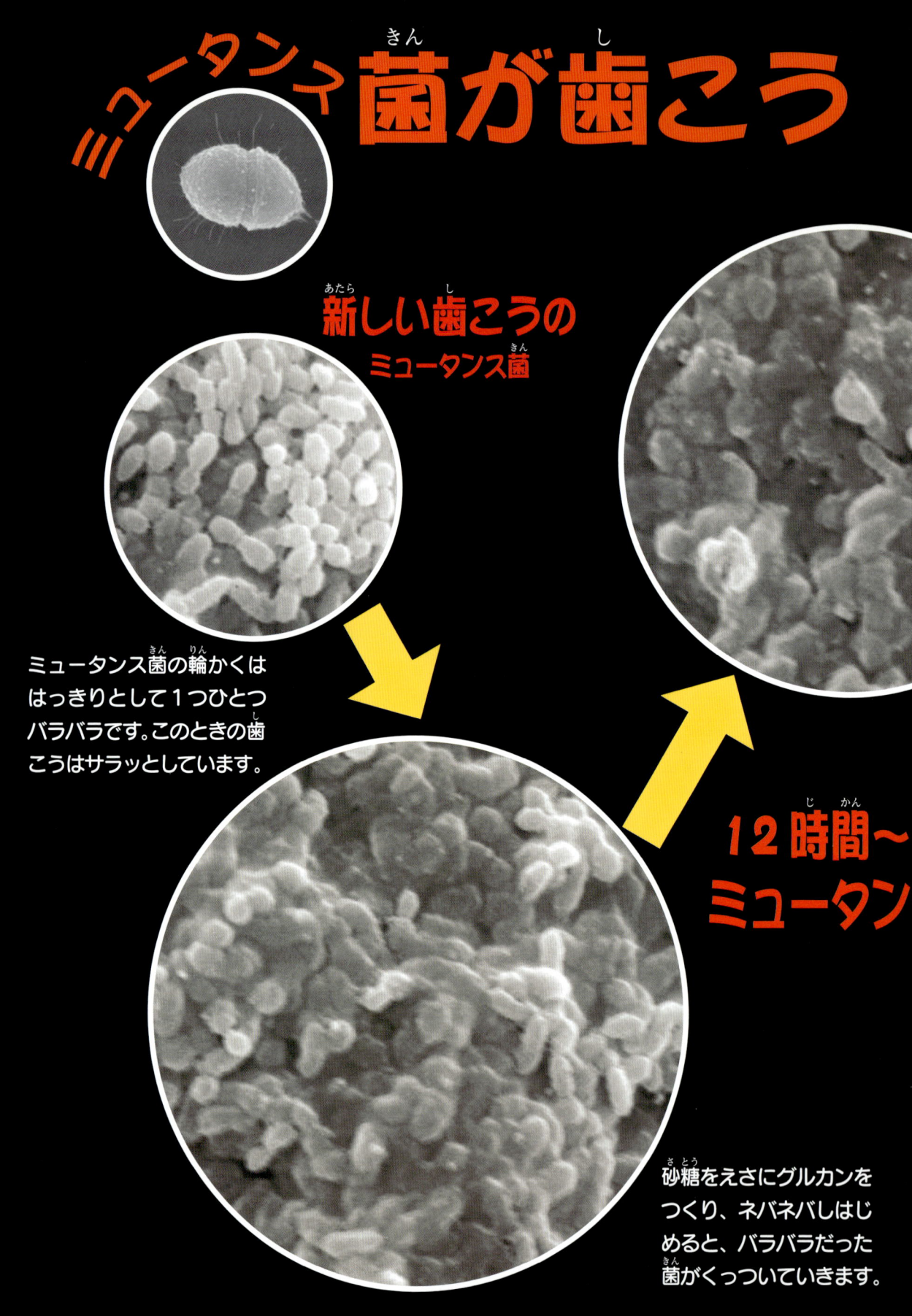

ミュータンス菌が歯こう

新しい歯こうのミュータンス菌

ミュータンス菌の輪かくははっきりとして1つひとつバラバラです。このときの歯こうはサラッとしています。

12時間〜ミュータン

砂糖をえさにグルカンをつくり、ネバネバしはじめると、バラバラだった菌がくっついていきます。

をつくる様子

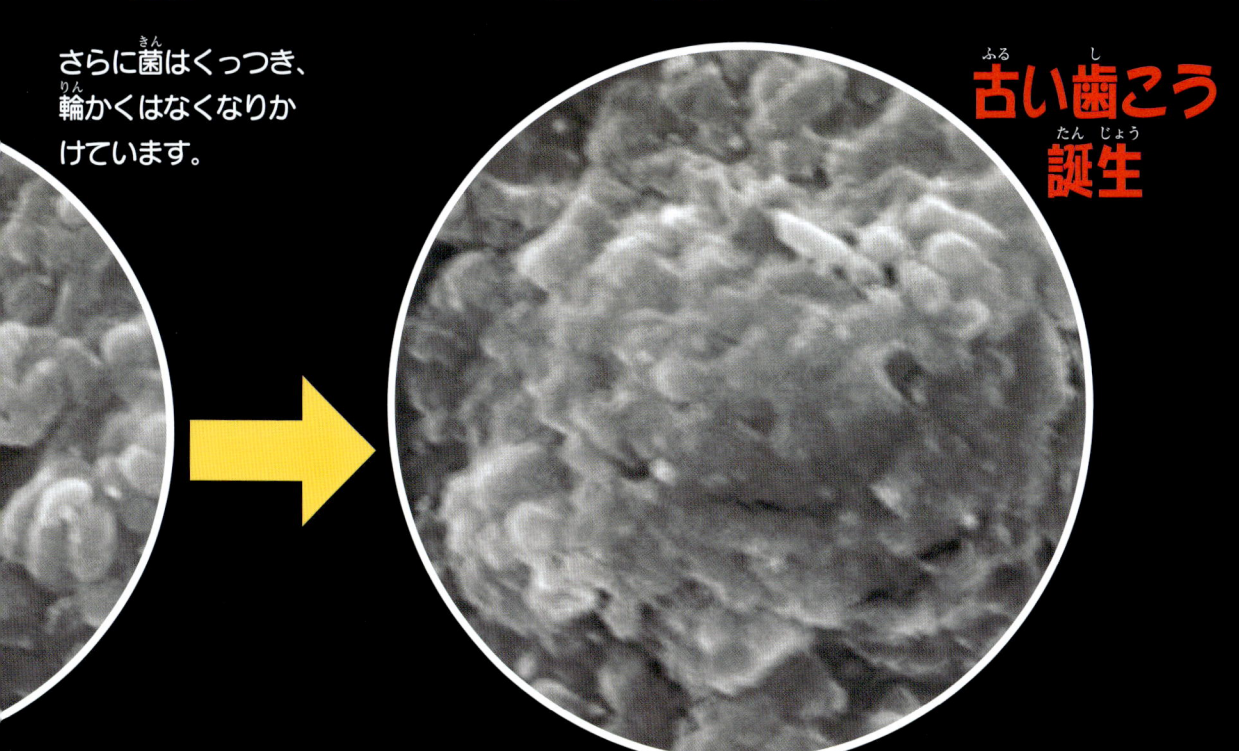

さらに菌はくっつき、輪かくはなくなりかけています。

古い歯こう誕生

バラバラだったミュータンス菌はくっつき、大きなかたまりになりました。これがネットリ歯こうです。

72時間のス菌の変化

スライムみたいな古い歯こう

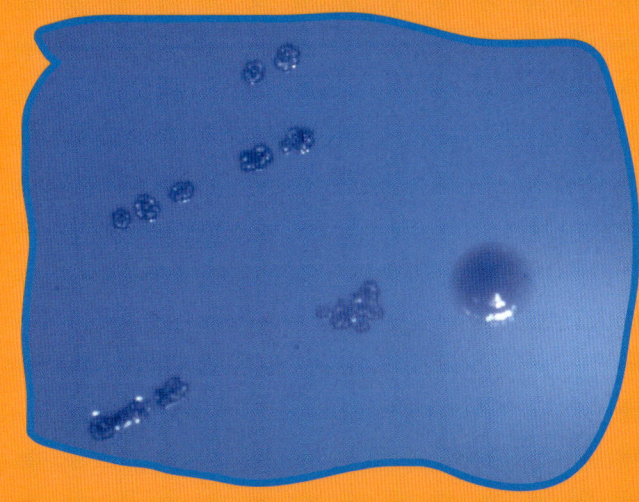

砂糖を混ぜた培地で増殖させたミュータンス菌。ネットリとしています。このように粘性のフィルム状の膜をつくり、繁殖しやすいように成長した細菌のかたまりを『バイオフィルム』と言います。

お風呂や流しのヌルヌルもバイオフィルムです。

23

歯肉炎を起こす『バイオフィ

健康なサイクル

口の中には、700種類前後の細菌が数千億個以上います。その中の善玉菌は唾液と相性が良く、歯に直接くっつくことができ、ブラッシングで落ちてはついて、落ちてはついてのサイクルをくり返して、善玉菌ばかりが増えていきます。

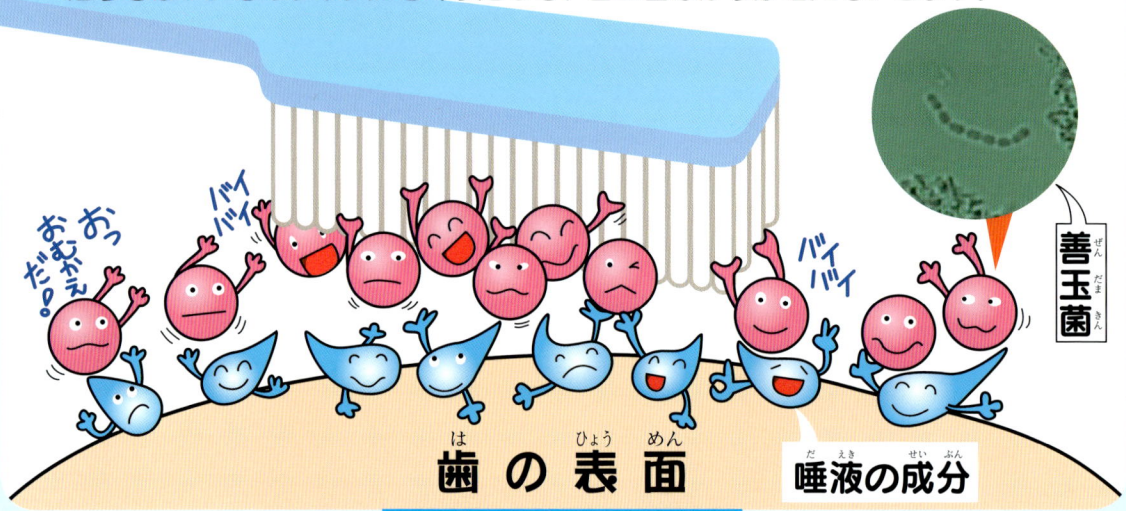

善玉菌

おっ、おむかえだ！／バイバイ／バイバイ

歯の表面　　唾液の成分

ところが…

ブラッシングを怠ったり、食生活が乱れていると、善玉菌の上に、歯の表面に直接くっつくことのできない悪玉菌がくっつき、増えていきます。

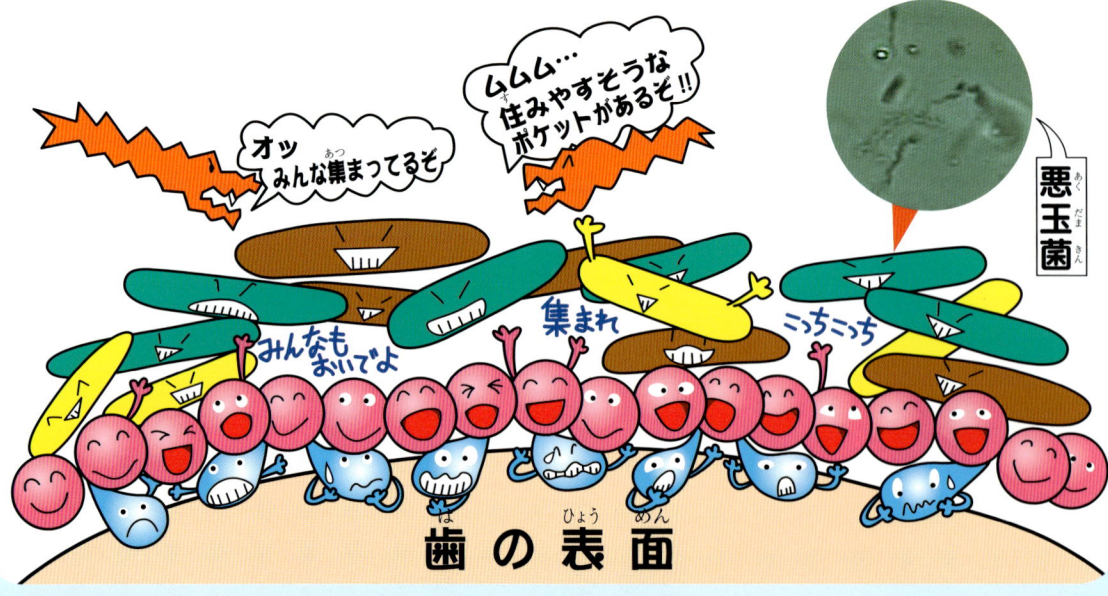

ムムム…住みやすそうなポケットがあるぞ!!／オッみんな集まってるぞ／みんなもおいでよ／集まれ／こっちこっち

悪玉菌

歯の表面

さらに…

ルム』ができるメカニズム

歯こうは、"食べカス"ではなく『バイオフィルム』とよばれる微生物のネットリ皮膜です。そして、むし歯はもちろん、歯肉炎の原因です。この古くなった歯こうの中に唾液中のカルシウム成分がしみ込んで、やがて歯石となります。

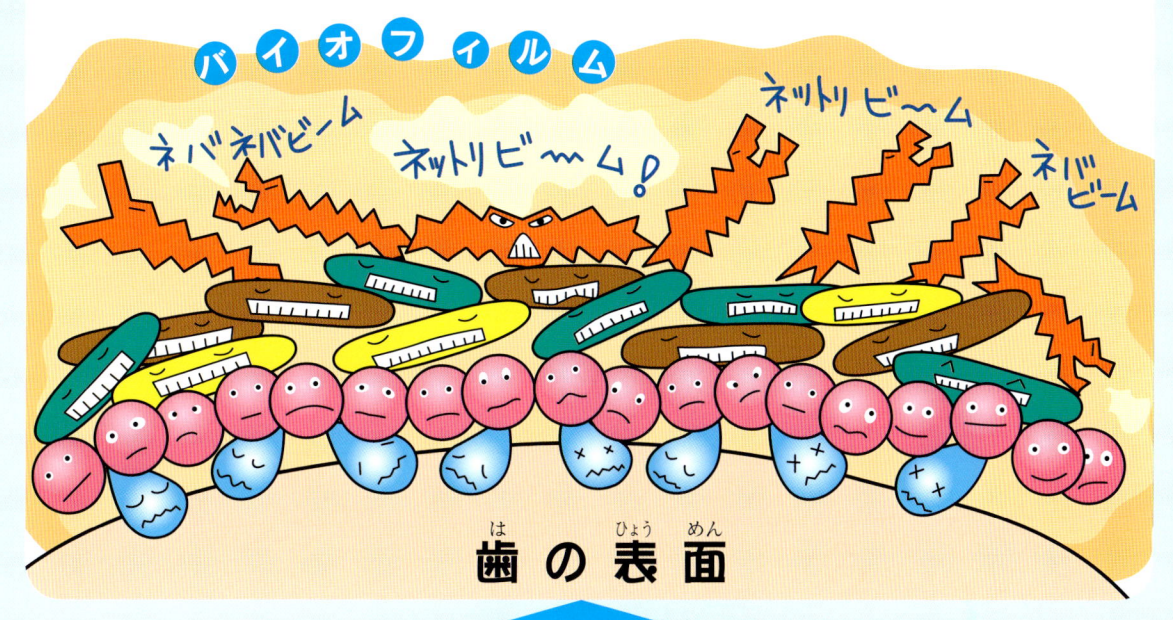

バイオフィルム

ネバネバビーム　ネットリビ〜ム！　ネットリビ〜ム　ネバビーム

歯の表面

そして、ついに…

こうして増えた"細菌のかたまり"は、周囲にネバネバの物質を作り始め、そのうちに、多くの種類の細菌が集まる住みかになります。これが、歯の表面の歯こうです。ブラッシングが行き届かないところに悪玉菌の住みかはできます。

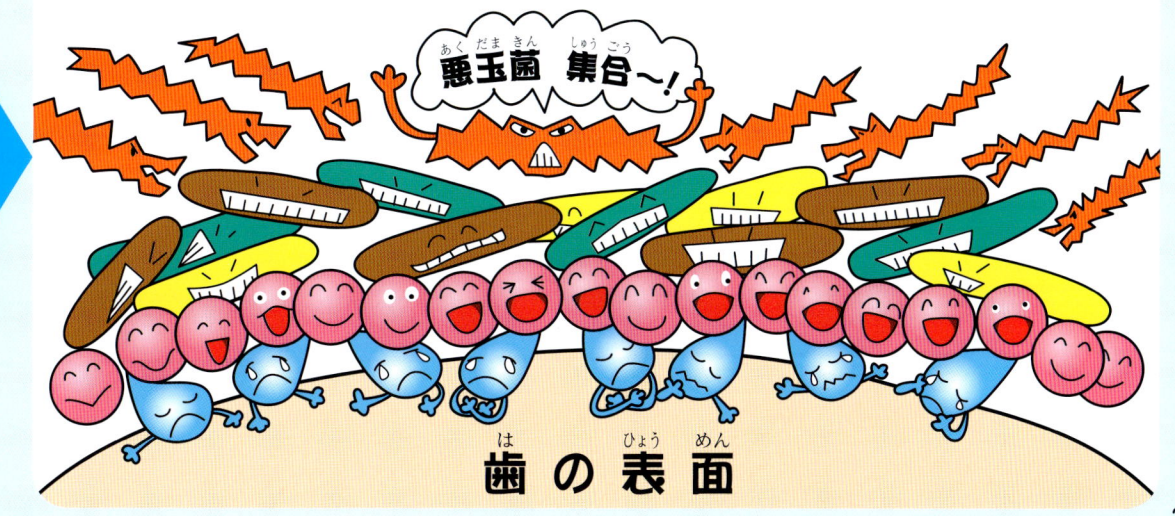

悪玉菌 集合〜！

歯の表面

砂糖入り飲料はむし歯発生危険度No.1!?

缶コーヒーが大好きで、1日3本以上飲む人と、甘い飲料はほとんど飲まない人の唾液中のミュータンス菌の量を比べました。

| 砂糖入り飲料を飲んでいる人 | 砂糖入り飲料を飲んでいない人 |

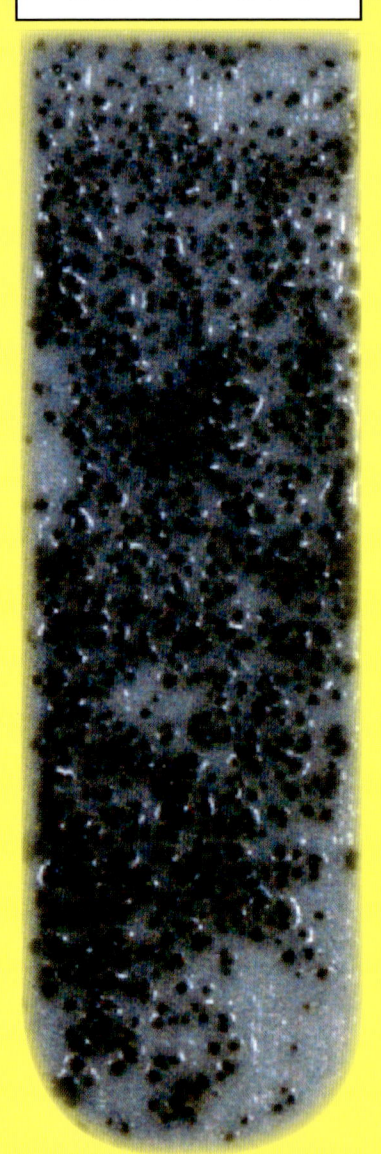

ミュータンス菌がいっぱい!
むし歯の危険もいっぱい!

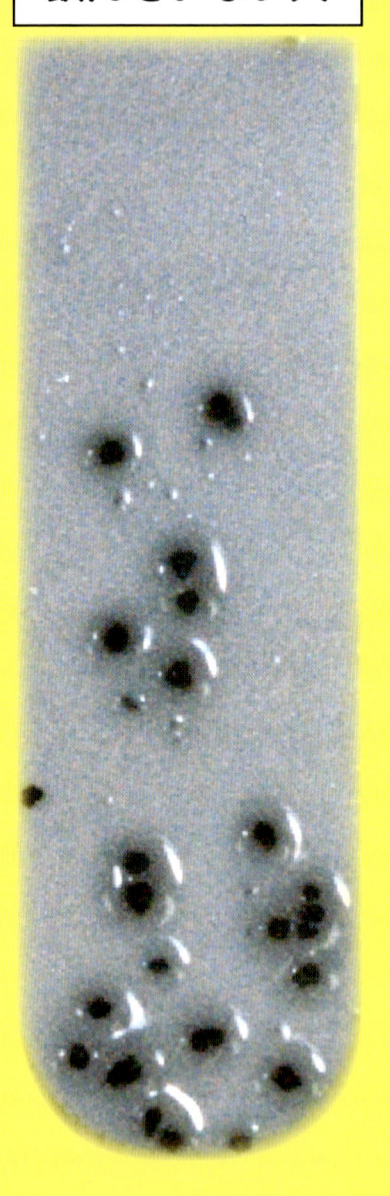

これなら安心!

……完璧ブラッシング

歯(し)こうが つきやすい ところは 工夫(くふう)して みがこう

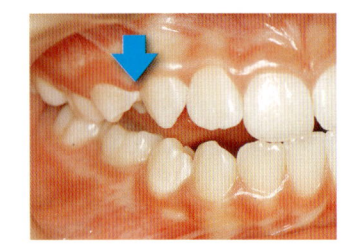

歯と歯の間、奥

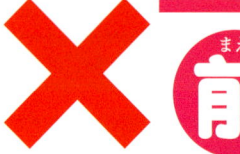

✗ 前からつっこみでは毛先が届かない

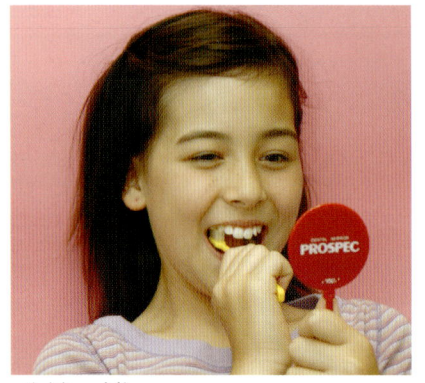

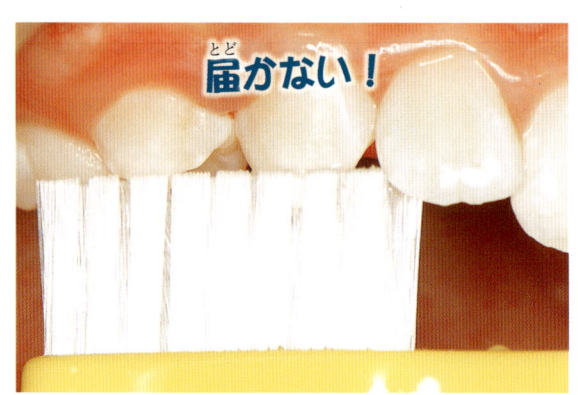

毛先が届いていません。このまま力を入れると毛先がつぶれて歯肉を痛めます。

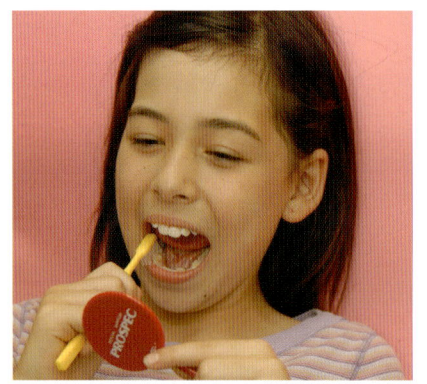

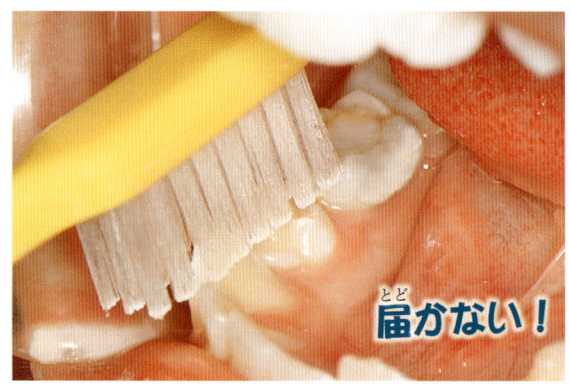

かみ合う面はみがけますが、歯と歯の間や歯肉とのさかい目はみがけません。

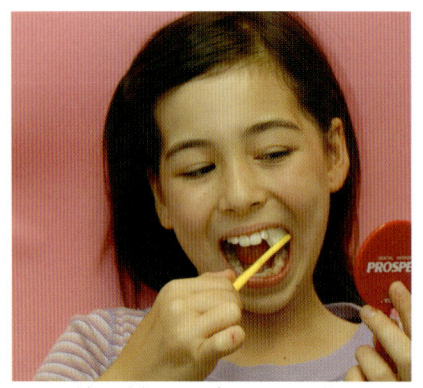

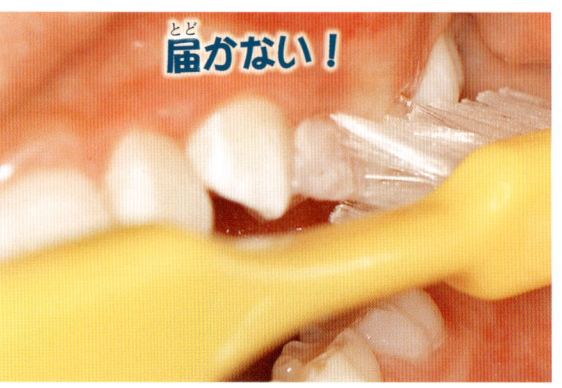

口を大きく開けて、歯ブラシをつっこんでも、奥の歯まで届きません。

歯の外側のみがき方

OK 横からつっこみなら毛先が届く

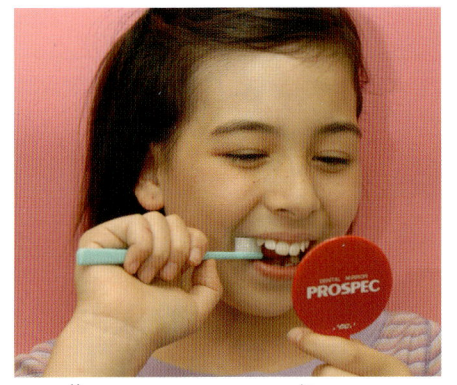

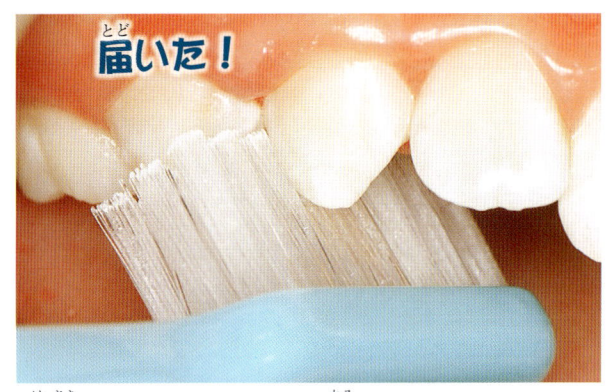

歯ブラシを横から入れてみよう。毛先がつぶれないように軽くシャシャシャ。

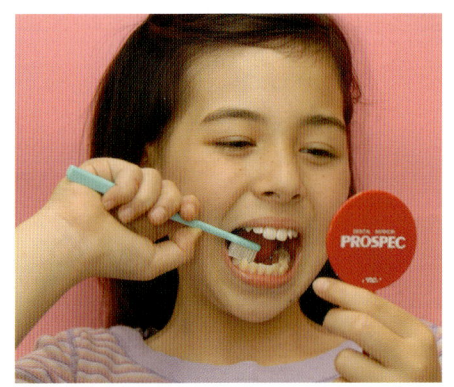

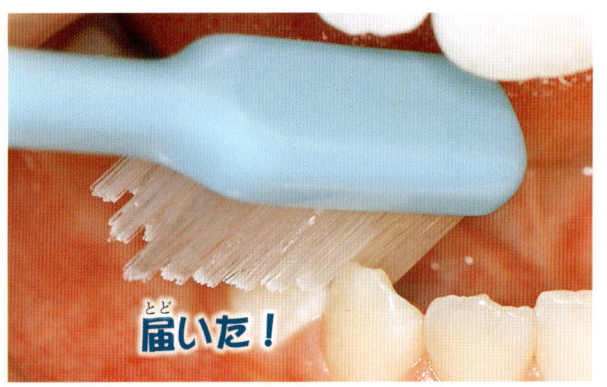

歯ブラシのつま先か、かかとの毛先を、歯にひっかけるような気持ちでみがいてみよう。

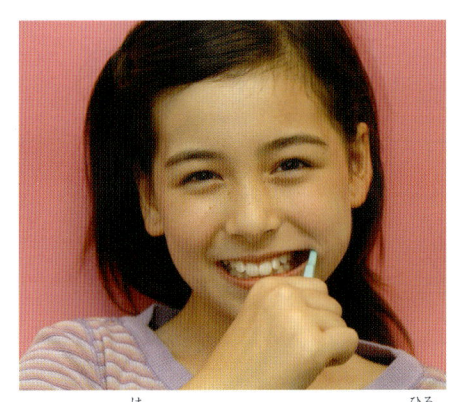

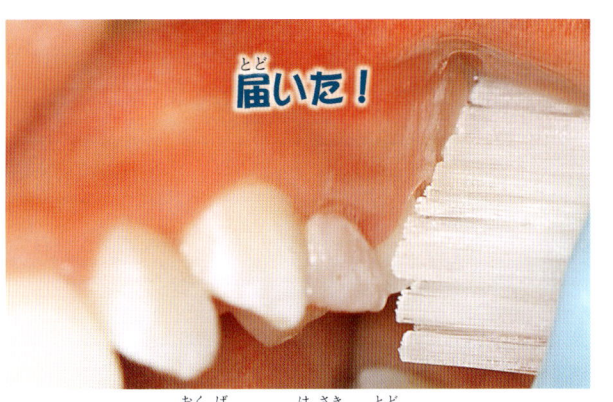

歯ブラシでほほを横に広げるようにすると奥歯まで毛先が届きます。

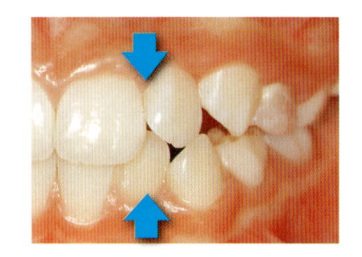

デコボコ不ぞ

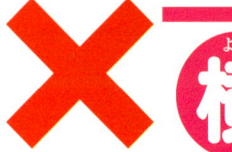

❌ 横みがきでは毛先が届かない

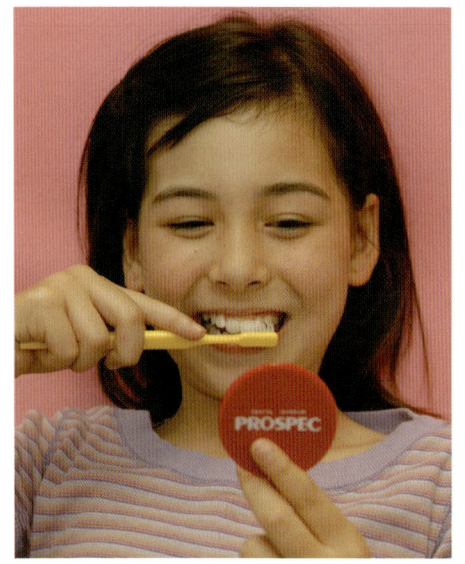

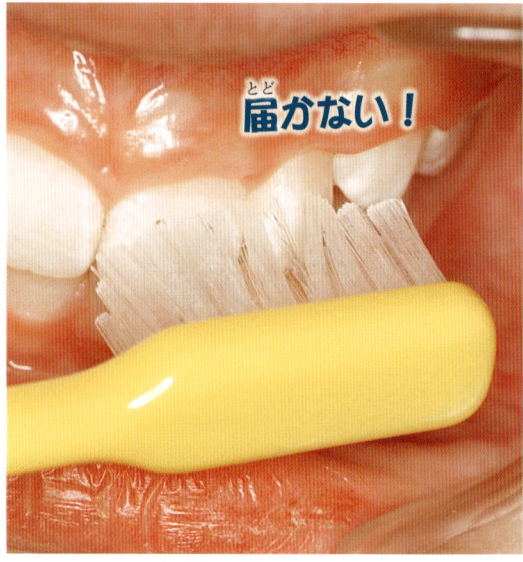

不ぞろいな歯の側面は無理に毛先をおしつけても、毛先が広がってみがけません。

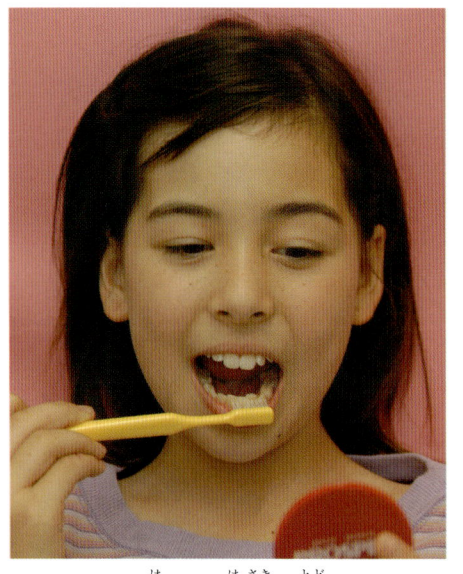

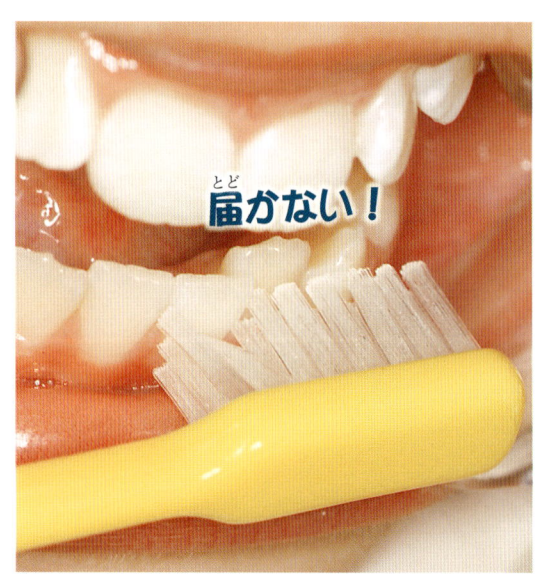

届かない！

ひっこんだ歯には毛先が届いていないので、みがいたつもりでもみがけていません。

届かない！

★すべての歯の毛先みがきの方法は、『あっおとなの歯』『つぎつぎはえる　おとなの歯』『そろったそろった　おとなの歯』で紹介しています。

ろいな歯のみがき方

OK 縦みがきなら毛先が届く

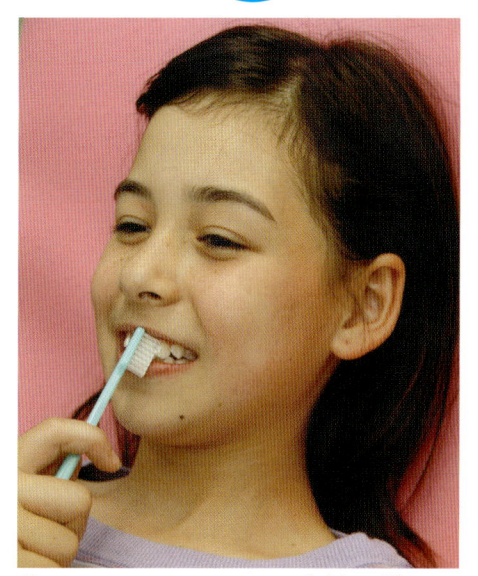

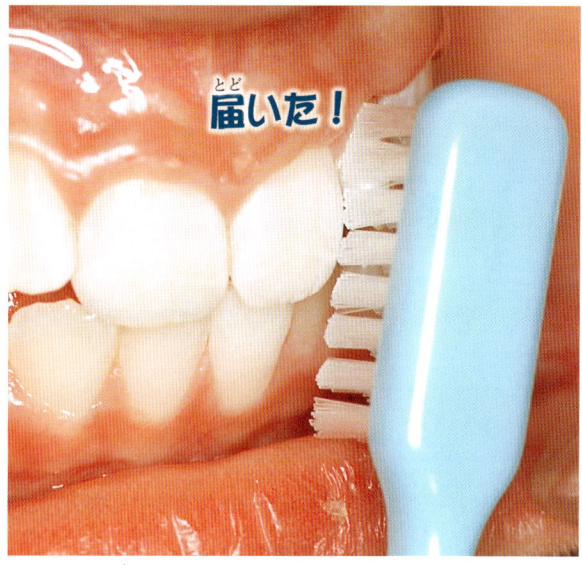

歯ブラシを縦にして、毛先が広がらないように気をつけて、つま先でみがいてみよう。

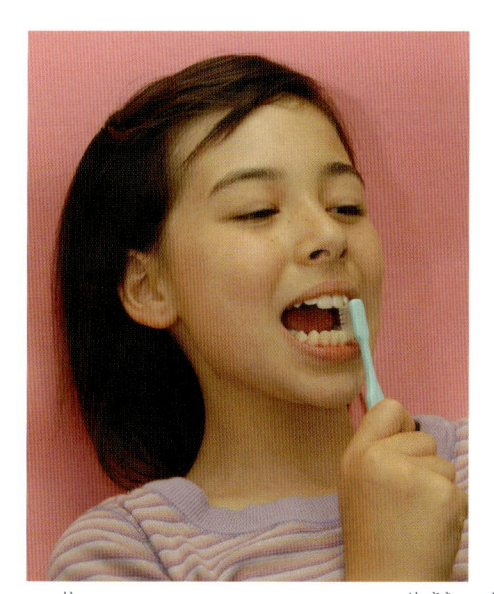

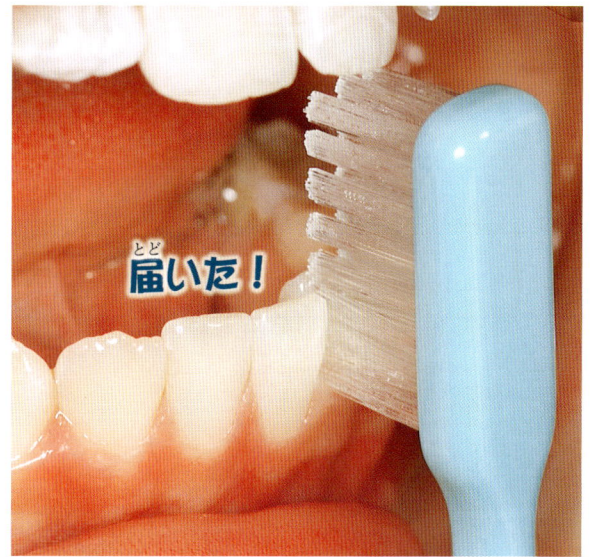

歯ブラシを立てて、かかとの毛先を歯に直角に当てるようにしてみがいてみよう。

★ここでは、毛先みがきを基本に自分の歯並びにあったみがき方をみつけられるよう、みがき残しの目立つ箇所を例にして紹介しています。

歯こうは舌にもくっつく！

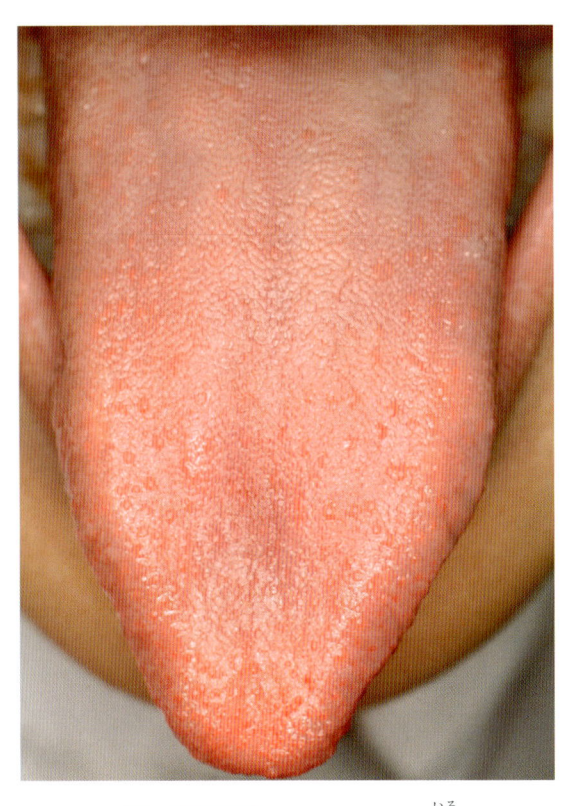

健康な舌 うすいピンク色をしています。

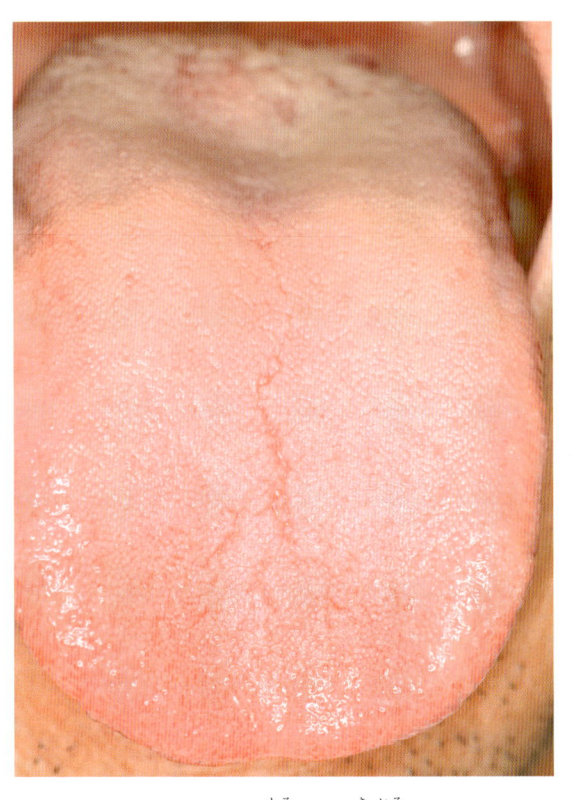

歯こうのついた舌 白や、黄色っぽくなり、口臭の原因になります。

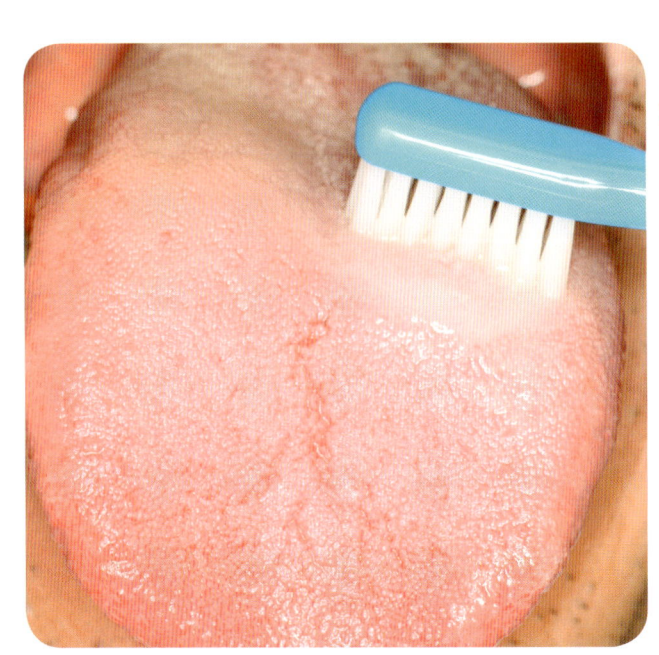

舌をブラッシング♪

やわらかい毛先の歯ブラシか、舌専用のブラシで、軽くこするようにブラッシングします。

……完璧ブラッシング

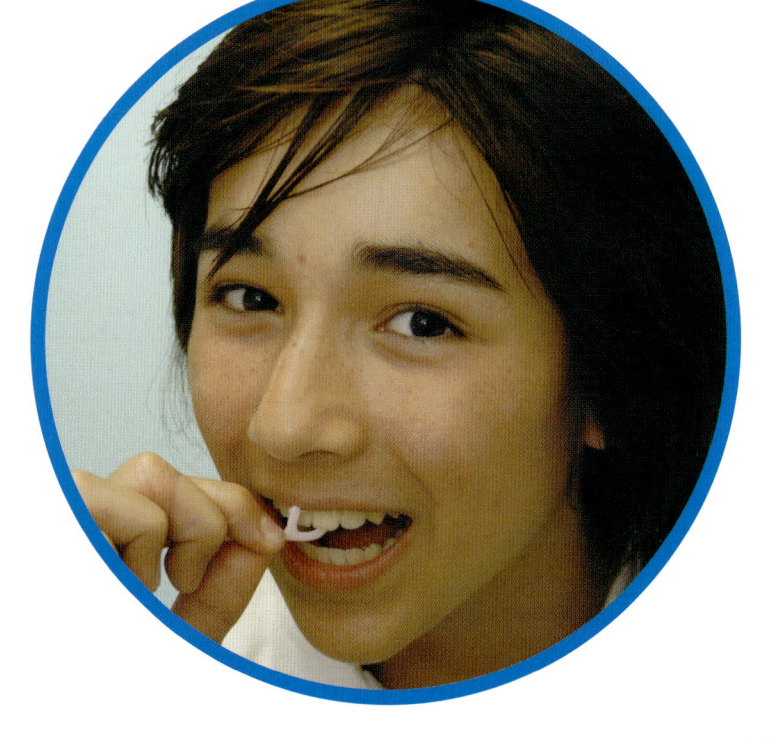

ブラッシングお助けグッズの使い方

デンタルフロス入門編

ホルダー付きフロスをマスター

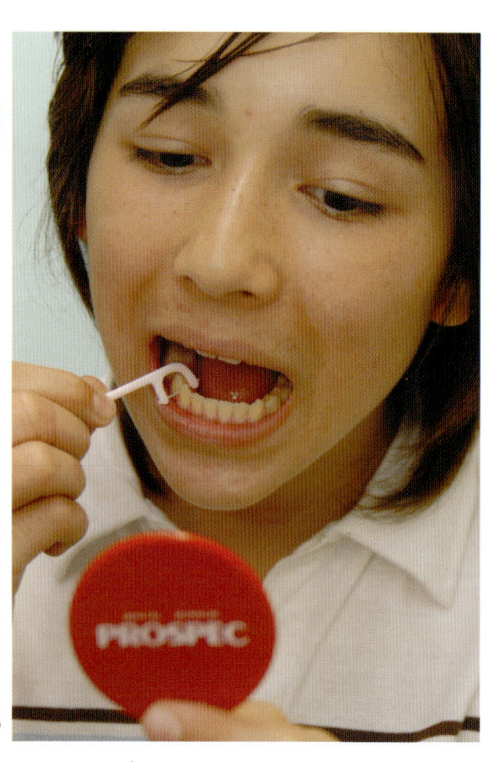

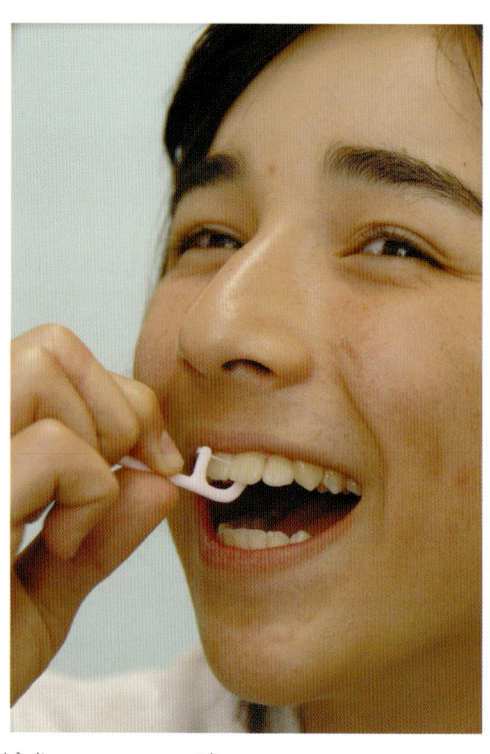

フロスは歯こうをとるためのものです。楊枝のかわりに使うのではなく、ブラッシングの後に使用します。最初は前の歯と歯の間に、ゆっくりと細かく動かしながら、フロスを入れてみましょう。鏡を見て確かめながら使います。

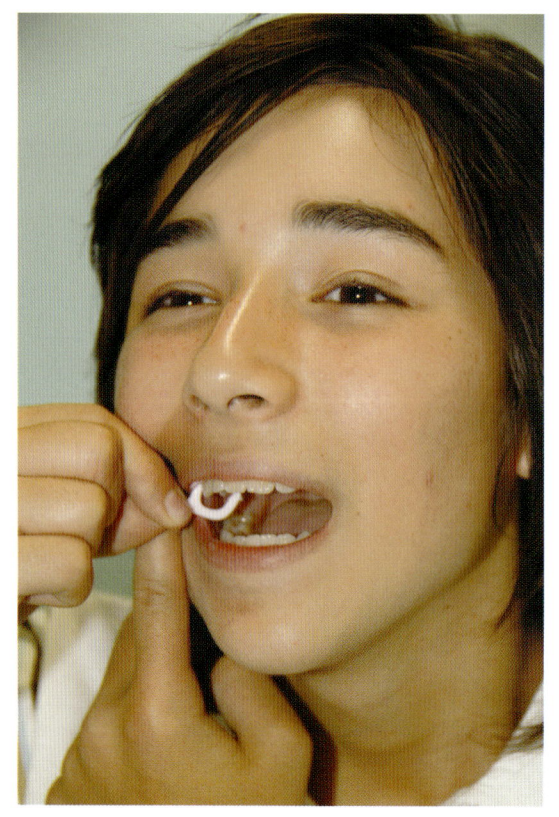

フロスポイント

指に注目！

奥の歯と歯の間にフロスを使うときは、フロスを持っていない方の指で、口を広げるとフロスが入れやすくなります。大きな鏡を見ながら使いましょう。

デンタルフロス 上級編

フロスの準備と指の使い方

フロスポイント

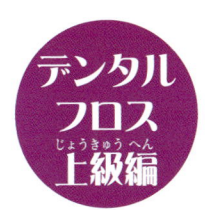

★ 指先からひじまでの長さが目安です。

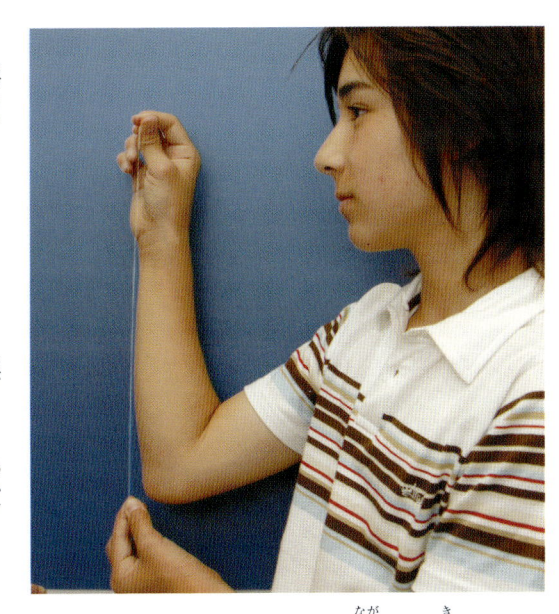

①フロスを40cmくらいの長さに切ります。

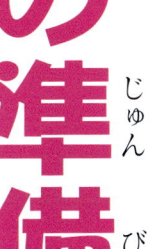

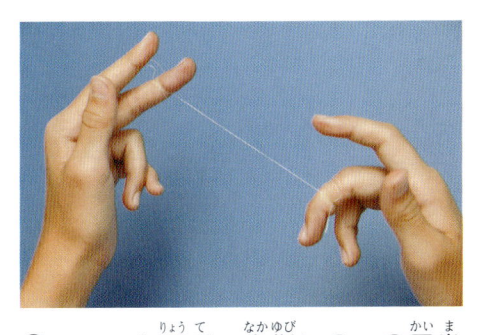

②フロスを両手の中指に2～3回巻きつけ、ピンと張ります。

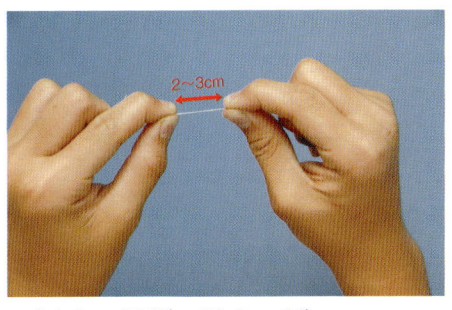

③両手の親指と人差し指でフロスをつまみ、ピンと張って使います。

指のウォーミングアップ

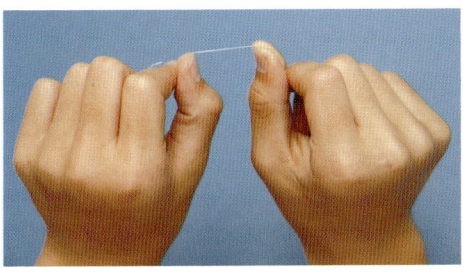

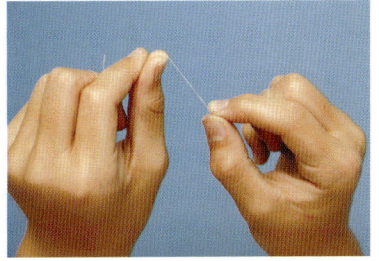

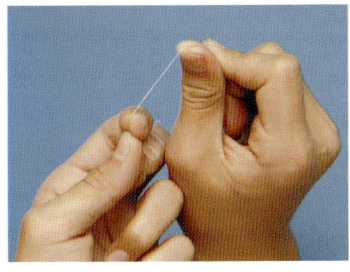

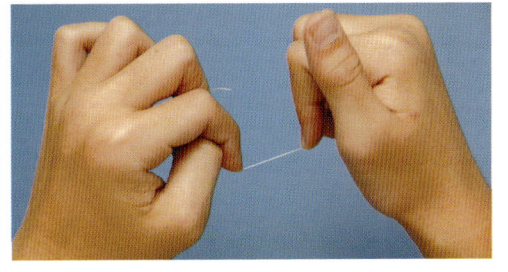

35

レッツ！フロス 前の歯 — 鏡で確認しながら使おう

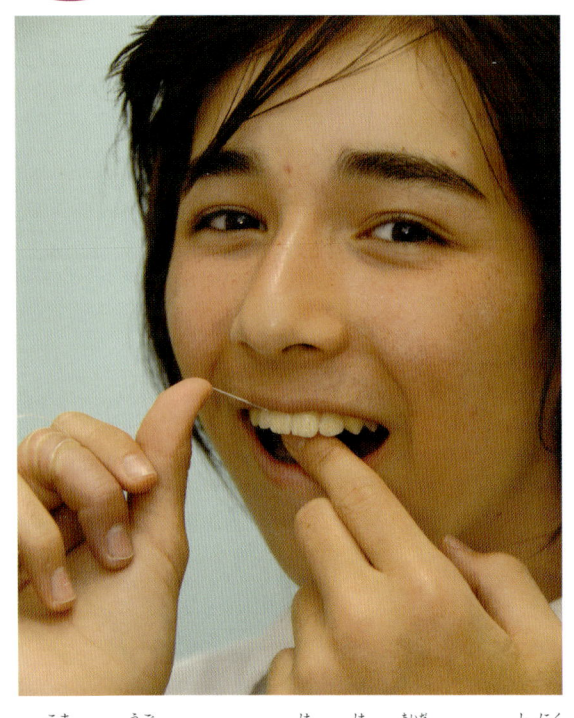

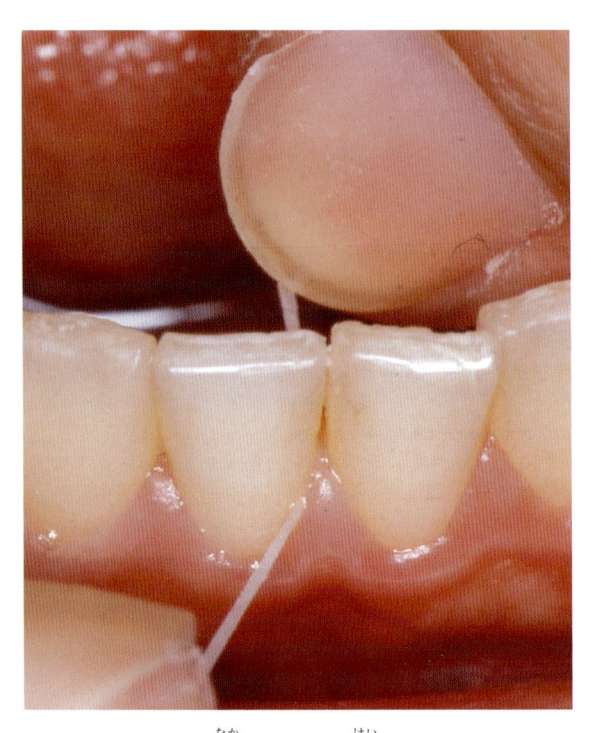

細かく動かしながら歯と歯の間から、歯肉の1～2mmくらい中のスッと入るところまでフロスを入れます。歯にそうようにして、2～3回上下にこすって歯こうを取ります。

レッツ！フロス 糸のはり方 — 歯の形に糸を合わせよう

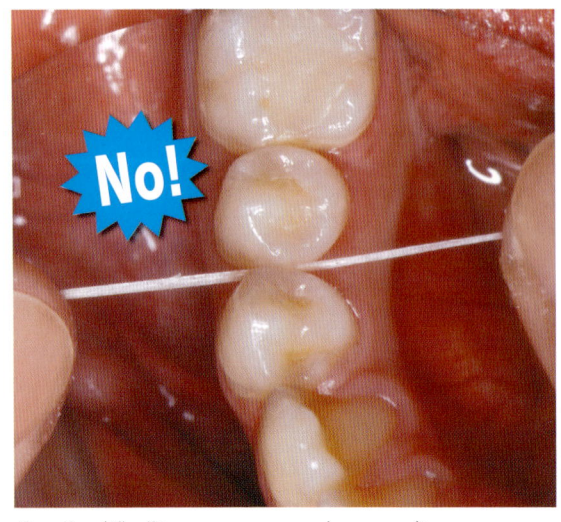

No! 歯と歯の間に入っているだけで歯こうは落とせません。

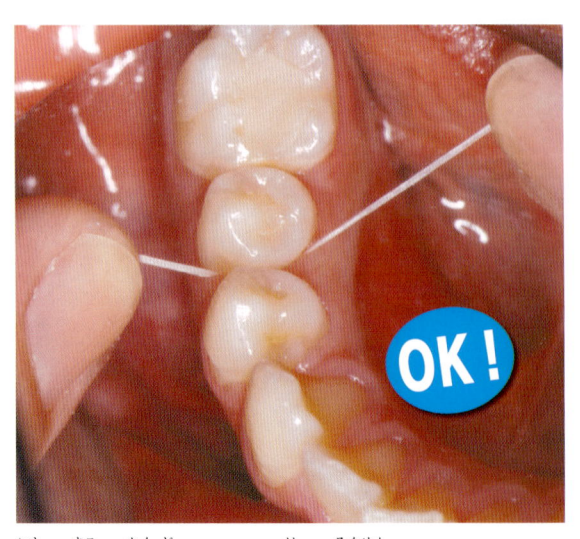

OK! 糸に少し角度をつけ、歯の側面をこすります。

レッツ！フロス 奥の歯 — 指で口を広げる工夫

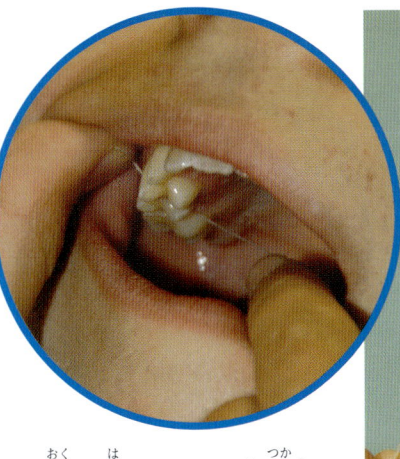

奥の歯にフロスを使うときは、フロスを押さえている指で、同時に口をひっぱる工夫をしてみよう。

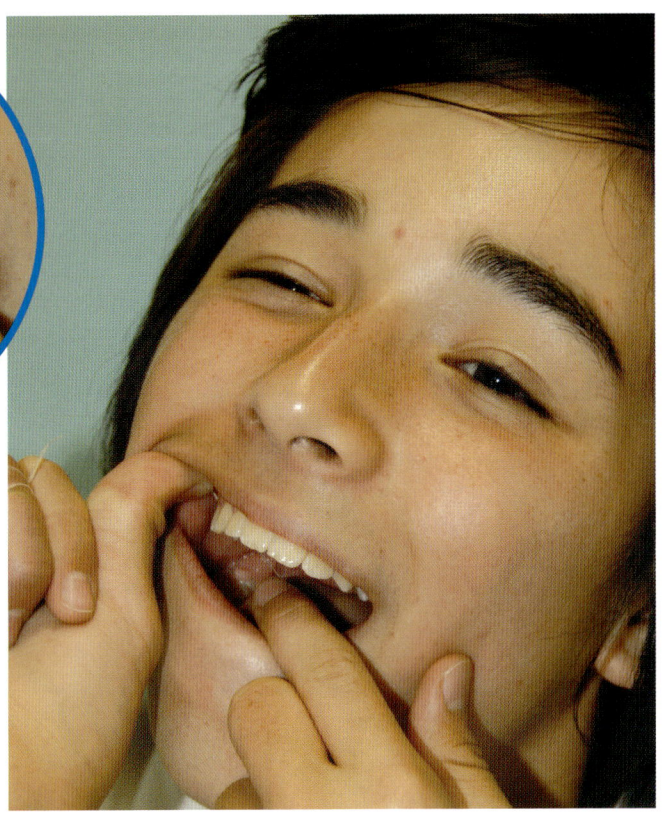

No! 力でいっきに入れない

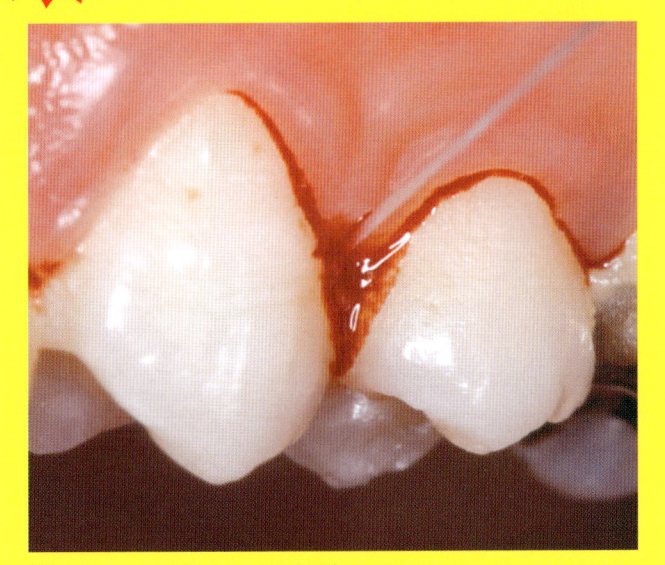

力まかせに入れると、歯肉をきずつけてしまいます。

★フロスをはずせないときは、指に巻いたフロスを片方はずし、ゆっくり引きぬきます。

★フロスは必要なところだけ使い、終わったら最後にうがいをしましょう。

★フロスが、引っかかったり、切れやすかったりするときは、歯と歯の間にむし歯や歯石のあることが心配されるので、専門医に相談しましょう。

『おやつの砂糖20g以下で

最近の糖類のとり方とむし歯の研究で、砂糖の摂取量が1日一人当たり40gを超える国は、むし歯の増加が目立ち、1日一人当たりおよそ27g以下の国ではむし歯発生率はとても低いことがわかりました。また、WHO（世界保健機関）では、むし歯だけでなく、太り過ぎや、心臓の病気などを防ぐための『食事と運動と健康に関する世界戦略』の中で、塩や脂肪の摂取量といっしょに、砂糖は1日の摂取カロリーの10％以内（小学生は1日当たり

YES? NO! 間食・おやつチェック

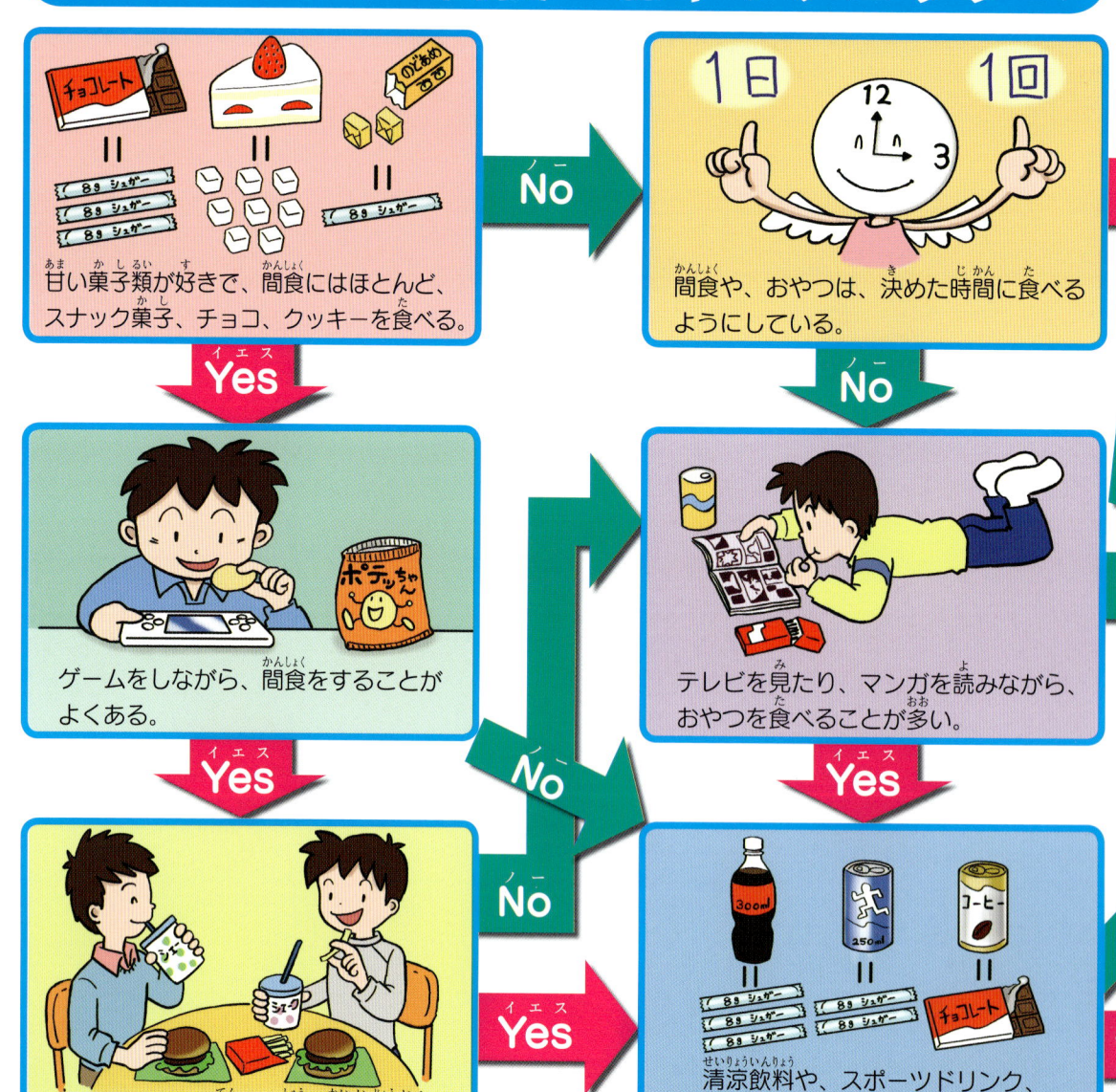

甘い菓子類が好きで、間食にはほとんど、スナック菓子、チョコ、クッキーを食べる。

間食や、おやつは、決めた時間に食べるようにしている。

ゲームをしながら、間食をすることがよくある。

テレビを見たり、マンガを読みながら、おやつを食べることが多い。

ファストフード店に、週2回以上行く。

清涼飲料や、スポーツドリンク、缶コーヒーを1日3回以上飲む。

『むし歯予防』は世界中の目標

およそ50g未満）に制限するよう世界に呼びかけています。

1日の砂糖量を50gとすると食事で調理に使われる砂糖量が20～30g、残りの砂糖量が間食やおやつでとれる量になります。これ以上になると、むし歯の危険が高まり、やはり間食や、おやつでとる砂糖量は20g以下が好ましいことになります。毎日の間食での砂糖の量を『YES?NO! 間食・おやつチェック』で点検してみましょう。

★菓子類の砂糖量、おやつの選び方は『つぎつぎはえる　おとなの歯』で紹介しています。

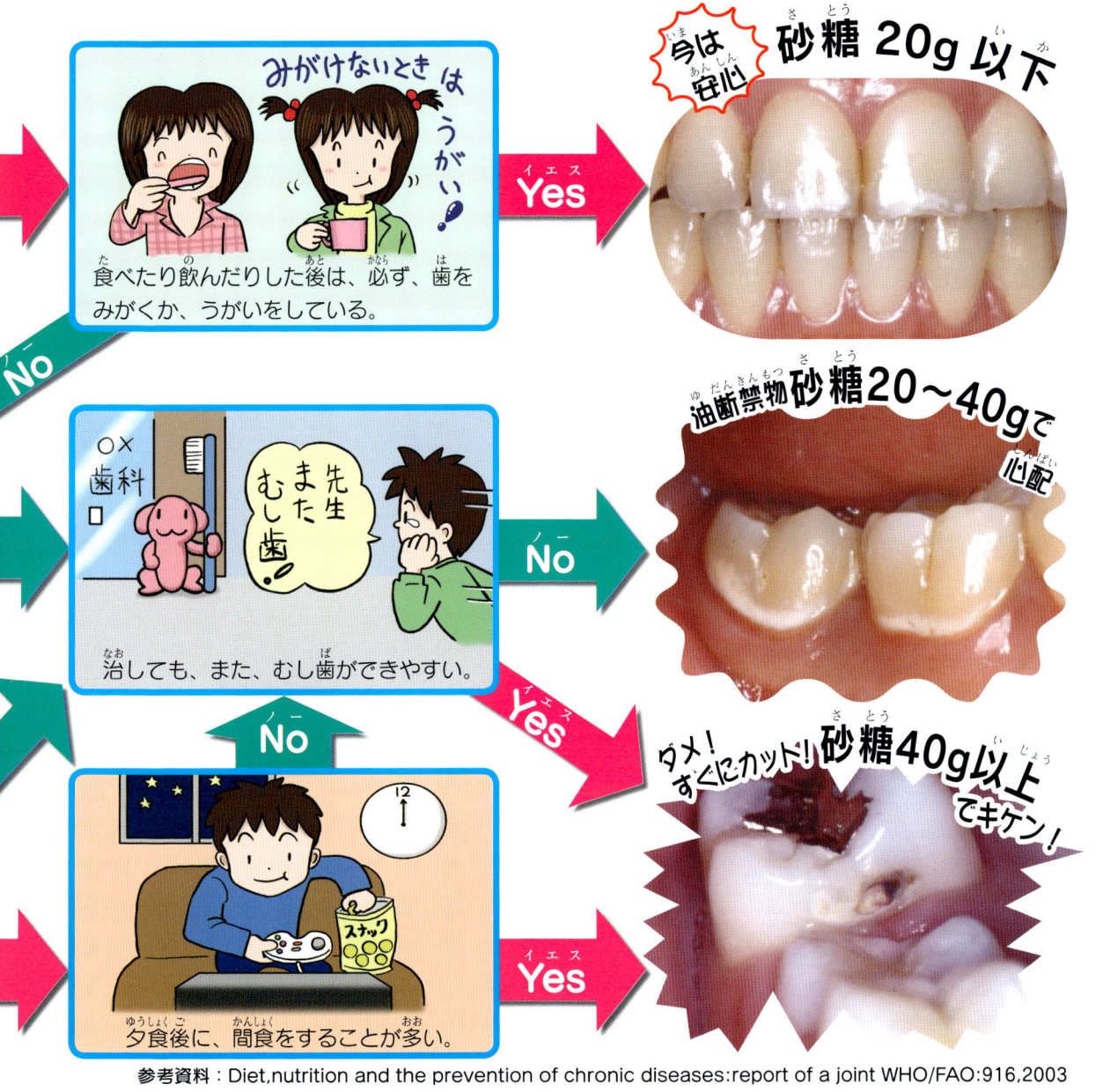

食べたり飲んだりした後は、必ず、歯をみがくか、うがいをしている。

→ Yes: 今は安心　砂糖20g以下

→ No: 治しても、また、むし歯ができやすい。

→ No: 夕食後に、間食をすることが多い。

→ Yes (中段): 油断禁物　砂糖20～40gで心配

→ Yes (下段): ダメ！すぐにカット！砂糖40g以上でキケン！

参考資料：Diet, nutrition and the prevention of chronic diseases: report of a joint WHO/FAO:916, 2003